요양보호사 자격시험을 위한
전국 최고의 합격율
완벽한 수험서

요양보호와 인권   노화와 건강증진   요양보호와 생활지원   상황별 요양보호 기술

KB126566

요양보호사시험
통합적중·예상문제집

요양보호사 국가자격시험

[
최신 출제경향 개정법령 완벽 반영
단원별 출제 가능한 문제 수록
국가시험 출제경향에 맞는 완벽 분석
]

■구 성

● I 부-요양보호와 인권

● II 부-노화와 건강증진

● III 부-요양보호와 생활지원

● IV 부-상황별 요양보호 기술

요양보호사
국가자격시험
문제유형
완벽적용

요양보호사관련 교재 전문회사
탑정판인쇄출판사

홈페이지 : 인터넷 주소창   http://탑정판인쇄출판사.kr

NAVER   탑정판

|머릿말|

    본 통합적중·예상문제집은 수험생 여러분의 국가고시에 대한 부담감에서 조금이나마 심적 부담을 줄이기 위하여 최선을 다하였으며 1회차부터 최근까지 출제되었던 빈출 문제를 각 단원 별로 빠짐없이 수록하였으며 신 교재의 추가된 내용을 예상문제로 추가 하였습니다.

    문항 중 각 페이지 중복문항이 많은 것은 출제 빈도가 높은 것임으로 문제의 유형을 참고하여 학습에 임할 것을 권장합니다.

    수험생 여러분의 높은 합격률을 위한 필수적인 문제집으로서 적극 권장드리며 본 문제집을 통하여 100% 합격률을 기대하는 바입니다.

※ 수록된 문제 중에 문항은 같지만 보기를 다양한 유형의 문제를 배치하여 중복, 되는 빈출 문제를 더욱 빈틈없이 수록하였습니다.

    비슷한 문항 수가 많은 단락에서 출제 빈도가 높으므로 참고하시기 바랍니다.

탑정판인쇄출판사 출제위원 일동

|목 차|

요양보호와 인권

1장 요양보호 대상자 이해

01. 매년 '노인의 날'을 지정하여 기념하는, 노인을 위한 보상 유형은? `P 17`

① 경제적 보상
② 자유적 보상
③ 정치적 보상
④ 지적 보상
⑤ 문화유산의 전수

02. 노화의 긍정적 측면으로 옳은 것은? `P 17` `예상`

① 노인은 젊은 세대에 비해 불안정하며 사고력에 뒤진다.
② 노인은 중요한 정보를 추출해낼 수 있는 능력이 없다.
③ 의사결정에서도 신중하여, 젊은 사람들보다 실수가 적다.
④ 노인은 젊은 세대에 비해 실수가 많고, 사고가 느리다.
⑤ 노인에게 지속적인 동기부여는 직무수행에 도움이 되지 않는다.

03. 노인건강의 정의로 옳은 것은? `P 18` `예상`

① 질병이 없는 상태
② 신체적으로 건강한 상태
③ 허약하지 않은 상태
④ 신체적 · 정신적으로 건강한 상태
⑤ 질병이 없고 허약하지 않으며 신체적 · 정신적 · 사회적으로 안녕한 상태

04. 건강한 노화를 위한 방법으로 옳은 것은? `P 18`

① 질병유무와 관계없는 지속적인 운동을 한다.
② 뇌에 지속적인 자극을 주는 활동을 한다.
③ 여가활동을 점차 줄인다.
④ 프라이버시를 위해 대인관계를 자제한다.
⑤ 체력증진을 위해 매시간 고강도 운동을 한다.

05. 노년기의 신체적 특성으로 옳은 것은? `P 19`

① 피하지방이 증가하여 주름이 많아진다.
② 일상생활 수행 능력이 향상된다.
③ 신체기관의 잔존능력이 향상된다.
④ 노화가 비가역적으로 진행된다.
⑤ 기초대사율이 증가한다.

06. 결단이나 행동이 느려지고 매사에 신중해지는 노인의 심리적 특성은? `P 20`

① 능동성   ② 의존성

③ 조심성   ④ 회복성

⑤ 외향성

07. 다음과 같은 노년기의 특성은? `P20`

> • 환경이 새롭게 변화하는 것을 두려워함
> • 새로운 방식의 일을 처리하는 데에 저항한다.

① 의존성의 증가   ② 경직성의 증가

③ 사회성의 증가   ④ 능동성의 증가

⑤ 과거 회상의 증가

08. 다음과 같은 노인의 심리적 특성은? `P 20`

> • 응어리졌던 감정을 해소함
> • 실패와 좌절에 대하여 담담해짐

① 의존성의 증가   ② 내향성의 증가

③ 경직성의 증가   ④ 외향성의 증가

⑤ 생에 대한 회고 경향의 증가

09. 다음 중 노년기의 특성으로 옳은 것은? `P 20`

① 외향성 감소   ② 의존성 감소

③ 조심성 감소   ④ 가족 내 역할 증가

⑤ 사회적 활동의 증가

10. 노년기의 심리적 특성 중 옳지 않은 것은? `P 20`

① 의존성의 증가

② 내향성의 감소

③ 친근한 사물에 대한 애착심

④ 조심성의 증가

⑤ 우울증 경향의 증가

11. 노년기의 심리적 특성으로 옳은 것은? P 21

① 매사에 신중하고 결단력이 빠르다.

② 의존성이 증가한다.

③ 친근한 사물에 대한 애착이 사라진다.

④ 변화에 대한 적응이 빠르다.

⑤ 일을 처리할 때 새로운 방식을 선호한다.

12. 노인이 되었을 때 사회적 특성으로 옳은 것은? P 22 예상

① 역할 상실 ② 생산성 증가

③ 경제적 부유 ④ 유대감의 증가

⑤ 사회적 관계 증진

13. 생애주기에서 노년기에 경험하는 것은? P 23 예상

① 신뢰와 불신

② 주도성과 죄의식

③ 근면성과 열등감

④ 통합성과 절망감

⑤ 친밀감과 고립감

14. 노인이 살면서 가장 적응하기 어려운 사건은? P 25 예상

① 배우자 사별 ② 경제적 빈곤함

③ 유대감 상실 ④ 자녀의 결혼

⑤ 은퇴

15. 배우자의 사별 적응 단계로 3단계에 해당되는 것은? P 25 예상

① 상실감의 시기

② 혼자된 사람으로 정체감을 지님

③ 혼자 사는 삶을 적극적으로 개척함

④ 우울과 비탄

⑤ 배우자 없는 생활을 받아들임

16. 노인의 가족관계 변화 중 자녀가 독립하여 집을 떠난 뒤에 부모가 경험하게 되는 슬픔, 외로움과 상실감을 무엇이라 하는가? `P 26`

① 수정확대가족
② 노년기 부부
③ 빈둥지증후군
④ 노인가족
⑤ 노인독거가족

17. 현대사회의 가족관계 변화와 노인부양에 관한 설명으로 옳은 것은? `P 27`

① 공적 노인부양의 비중이 낮아진다.
② 기혼자녀와의 동거가 늘어난다.
③ 노인 1인 가구 수가 감소한다.
④ 확대가족이 증가한다.
⑤ 자녀의 독립으로 빈둥지증후군을 겪게 된다.

18. 노인의 4고에 포함되지 않는 것은? `P 27`

① 무위
② 빈곤
③ 질병
④ 위축
⑤ 고독

19. 요양보호와 가족의 역할로 옳은 것은? `P 28` **예상**

① 재가 노인은 24시간 모든 서비스를 요양보호사가 담당한다
② 돌봄을 받는 노인과 돌봄을 주는 자의 관계를 2차적 돌봄 관계다
③ 돌봄 관계가 유지·지속될 수 있도록 지원하는 역할을 2차적 돌봄 관계라 한다.
④ 가족의 역할을 요양보호사가 대신한다
⑤ 요양보호사의 역할은 돕는 역할이 아니다

20. 다음 중 사고방지만을 강조하는 요양보호 사례는? `P 30` **예상**

① "아침식사는 8시예요. 일어나서 식사를 하셔야 설거지하고 점심식사 준비하지요. 어서 일어나세요."
② "화장실 가려면 어르신도 요양보호사인 저도 고생하니까 그냥 간이 변기에 하세요. 다들 여기다 해요. 이제 습관을 들여야지요."
③ "안 묶어 놓으면 소변줄, 콧줄을 잡아 뽑아요. 어쩔 수 없어요."
④ "잘 못 움직이는 분들을 의자에서 일으켜 세우려면 겨드랑이를 잡아 힘껏 올리면 돼요."
⑤ "침대 아래로 몸이 내려오면 침대위에서 겨드랑이를 잡아 끌어 올리세요."

21. 요양보호 실천 4가지 원칙 중 말하기에 대해 올바른 것은? P 31 예상

① 눈을 마주치고 나서 1초 이내에 말을 걸어야 한다.

② 대상자가 졸고 있을 때 침대판을 두드리고 대답이 없으면 2초간 기다렸다 다시 한 번 두드린다.

③ 아무말도 안하는 대상자에게는 말을 걸지 않는다.

④ 무언가 이야기를 한 후 3초 이상 기다려야 한다.

⑤ 봐야 할 것은 보여주지 않고 말을 한다.

 정답

1. ③	2. ③	3. ⑤	4. ②	5. ④	6. ③	7. ②	8. ⑤	9. ①
10. ②	11. ②	12. ①	13. ④	14. ①	15. ③	16. ③	17. ⑤	18. ④
19. ③	20. ③	21. ④						

2장 노인복지와 장기요양제도

01. 요양보호사가 근로계약 종료로 실직한 경우 실업 급여를 보장하는 사회보험은? `P 37`

① 국민건강보험　　　　　　　② 국민연금보험

③ 고용보험　　　　　　　　　④ 산업재해보상보험

⑤ 노인장기요양보험

02. 산업재해를 입은 요양보호사에 대한 사회보험급여의 설명으로 옳은 것은? `P 37`

① 보험급여는 세금이 면제된다.

② 보험급여는 제삼자에게 양도할 수 있다.

③ 퇴직하면 보험급여를 받을 수 없다.

④ 사업장이 폐업하면 보험급여를 청구할 수 없다.

⑤ 보험급여의 수급권리 유효기간은 1년 미만이다.

03. 전체 인구 대비 65세 이상 노인 인구가 7% 이상 14% 미만인 것은? `P 37` **예상**

① 고령 사회　　　　　　　　　② 노인화 사회

③ 초고령 사회　　　　　　　　④ 고령화 사회

⑤ 전문화 사회

04. 노인장기요양보험제도의 목적은? `P 37` **예상**

① 노인의 질병 치료

② 노인의 구직활동 연계

③ 노후의 건강 증진 및 생활 안정 도모

④ 장애 노인을 위한 수당 지급

⑤ 노인의 사회적 기여 촉진

05. 국제연합이 채택한 노인을 위한 유엔의 원칙 중 '독립의 원칙'에 해당하는 것은? `P 38`

① 지식과 기술을 젊은이와 분리한다

② 교육 훈련 프로그램의 참여를 제한한다

③ 가능한 한 오랫동안 가정에서 살 수 있어야 한다.

④ 경제적 기여도에 따라 노인을 평가한다

⑤ 일할 수 있는 기회가 되면 다른 소득은 얻을 수 없어야 한다.

06. 유엔(UN)이 채택한 노인을 위한 원칙이 아닌 것은? P39

① 독립의 원칙   ② 참여의 원칙
③ 보호의 원칙   ④ 자아실현의 원칙
⑤ 자유의 원칙

07. 다음 사례에서 노인이 실천한 노인복지 원칙으로 맞는 것은? P 39

> 교사로 은퇴한 노인이 지역아동센터 아동을 대상으로 한 교육봉사 단체를 조직하여 활동함

① 독립의 원칙   ② 평등의 원칙
③ 보호의 원칙   ④ 참여의 원칙
⑤ 존엄의 원칙

08. 치매초기상담 및 치매카페 운영, 관련서비스 안내 및 치매 서비스 제공기관 간 연계사업으로 옳은 것은? P 40

①치매안심센터   ②노인돌봄종합서비스
③노인돌봄기본서비스   ④학대피해노인전용쉼터
⑤노인실명예방사업

09. 노인요양공동생활가정의 기능으로 옳은 것은? P 45

① 노인 일자리 제공
② 성년후견사업 시행
③ 치매노인 등록 관리
④ 지역사회 독거노인 실태 조사
⑤ 치매, 중풍 등 노인성 질환자에게 친숙한 주거 여건과 급식 제공

10. 노인요양 공동생활가정의 설치 목적은? P 45 예상

① 성년 후견사업 시행
② 치매노인 등록관리
③ 노인 일자리 제공
④ 취미, 여가, 건강 교양, 사회참여프로그램 운영
⑤ 노인성질환 등으로 가정과 같은 주거 여건과 급식, 요양 제공

11. 대상자의 가정에서 신체활동과 가사활동 등의 서비스를 제공하는 재가급여는? `P 46`

① 방문간호　　　　　　　　② 방문목욕

③ 방문요양　　　　　　　　④ 주야간보호

⑤ 단기보호

12. 노인 학대 행위자에 대한 상담과 교육, 노인 학대사례의 신고 접수, 사례관리 절차를 지원하는 노인 복지 시설은? `P 47`

① 노인공동생활가정　　　　② 재가방문요양센터

③ 노인복지관　　　　　　　④ 노인요양공동생활가정

⑤ 노인보호전문기관

13. 학대피해노인에 대한 일정기간 보호조치 및 심신 치유 프로그램을 제공하는 사업으로 옳은 것은? `P 47`

① 독거노인 보호사업

② 노인돌봄종합서비스

③ 학대노인 전용 쉼터

④ 치매안심센터

⑤ 결식우려 무료급식지원

14. 노인장기요양보험제도에 대한 설명으로 옳은 것은? `P 49`

① 노인장기요양보험의 보험자는 근로복지공단이다.

② 장기요양보험사업은 보건복지부장관이 관장한다.

③ 장기요양인정 여부 및 등급은 방문조사자가 판정한다.

④ 장기요양급여에서 주·야간보호는 시설급여에 해당 된다.

⑤ 재가급여를 이용하면 급여비용의 20%를 본인이 부담한다.

15. 노인장기요양보험제도의 목적은? `P 49`

① 최저생활 보장을 통한 자활의욕 고취

② 직업능력 개발을 통한 고용 촉진

③ 사회적 경제적으로 생활하기 어려운가정 경제적 지원

④ 능력과 적성에 맞는 일자리 지원

⑤ 일상생활이 어려운 노인 및 노인성 질환자의 가사 및 신체활동 지원

16. 노인장기요양보험 급여 대상자는? P 50

① 백내장 수술을 한 60세 남자
② 관절염으로 수술을 한 70세 여자
③ 골절로 병원에 입원 중인 60세 남자
④ 혼자서 일상생활이 가능한 75세 여자
⑤ 뇌경색으로 일상생활이 어려운 50세 남자

17. 다음 중 장기요양보험 대상자로 인정받을 수 없는 사람은? P 50

① 혈관성치매로 거동이 불편한 40세 남자
② 파킨슨질환으로 거동이 불편한 78세 남성
③ 결핵으로 신체 활동이 어려운 70세 남자
④ 결핵으로 신체 활동이 어려운 60세 여자
⑤ 뇌경색으로 거동이 불편한 51세 여성

18. 노인장기요양보험 등급 인정에 관한 설명으로 옳은 것은? P 52

① 장기요양인정은 지방자치단체에 신청한다.
② 장기요양인정 점수에 따라 8등급으로 나뉜다.
③ 국민건강보험공단은 장기요양인정조사표에 따라 작성된 조사결과서를 등급판정위원회
   에 제출한다.
④ 보건복지부는 1차 장기요양등급판정을 심의하여 최종 판정한다.
⑤ 노인성 질병 대상자는 의사소견서 없이 장기요양 등급을 판정받는다.

19. 등급판정위원회의 심의 결과 노인장기요양보험 급여 대상자는? P 51

① 백내장 수술을 한 65세 남자
② 결핵으로 병원에 입원 중인 60세 남자
③ 혈관성치매로 일상생활이 어려운 50세 여자
④ 팔이 골절되어 치료를 받고 있는 60세 남자
⑤ 혈압약을 복용 중인 50세 여자

20. 다음 중 노인성 질병에 해당하며 장기요양보험 대상자로 인정받을 수 있는 질환은? P 51

① 퇴행성 관절염   ② 뇌종양
③ 심부전증   ④ 당뇨병
⑤ 혈관성 치매

21. 노인장기요양인정 절차에 관한 설명으로 옳은 것은? `P 52`

① 국민건강보험공단의 방문조사원이 장기요양등급을 1차로 판정한다.

② 신청자가 동의하면 사회복지전담공무원이 대신 신청할 수 있다.

③ 장기요양인정 방문조사는 등급판정위원회에서 실시한다.

④ 지방자치단체에 장기요양인정을 신청한다.

⑤ 보건복지부는 1차 장기요양등급 판정 결과를 심의하여 최종 판정한다.

22. 장기요양 인정신청자가 등급판정신청서를 제출 했다면 판정완료는 언제까지로 하는가? `P 52`

① 신청서를 제출한 날로부터 30일 이내

② 신청서를 제출한 날로부터 45일 이내

③ 신청서를 제출한 날로부터 60일 이내

④ 신청서를 제출한 다음날로부터 30일 이내

⑤ 신청서를 제출한 즉시

23. 김어르신은 노인장기요양 등급을 신청하여 장기요양점수 50점을 받았다. 이것은 장기요양 몇 등급이라고 할 수 있는가? 교재 `P 53`

① 장기요양등급4등급 ② 장기요양등급3등급

③ 등급외 A형(5등급) ④ 등급외 B형

⑤ 등급외 C형

24. 가족이 부득이한 사유로 노인을 돌보기 어려울 때, 일정 기간 입소시켜 서비스를 지원하는 장기요양 급여는? `P 55`

① 단기보호 ② 방문목욕

③ 방문간호 ④ 방문요양

⑤ 기타 재가급여

25. 다음 중 등급판정 과정 중 옳은 것은? `P 55`

① 보험자는 시, 도 이다.

② 등급은 방문조사자가 판정한다.

③ 장기요양신청은 본인만 가능하다.

④ 보험급여는 재가, 시설, 특별현금급여가 있다.

⑤ 독거노인은 등급이 없어도 서비스를 받을 수 있다.

26. 대상자의 가정에서 신체활동과 가사활동 등의 서비스를 제공하는 재가급여는? P 55

① 방문요양　　　　　　　　　　② 방문목욕
③ 방문간호　　　　　　　　　　④ 주야간보호
⑤ 단기보호

27. 장기요양급여 중 시설급여에 해당하는 것은? P 56

① 단기보호　　　　　　　　　　② 복지용구
③ 가족요양비　　　　　　　　　④ 주·야간보호
⑤ 노인요양공동생활가정

28. '가족요양비'가 포함된 장기요양급여의 종류는? P 56

① 시설급여　　　　　　　　　　② 재가급여
③ 간병급여　　　　　　　　　　④ 장해급여
⑤ 특별현금급여

29. 노인요양시설에서 대상자에게 장기요양 서비스를 제공한 후 비용을 청구하는 곳은?
P 57

① 근로복지공단　　　　　　　　② 지방자치단체
③ 보건복지부　　　　　　　　　④ 국민건강보험공단
⑤ 중앙노인보호전문기관

30. 장기요양서비스 이용 절차 중 괄호 안에 들어갈 내용은? P 58

> 서비스 신청 접수 및 방문상담 → 서비스 제공 계획 수립 → ( ) → 서비스 제공 →
> 모니터링 실시 → 서비스 종료 혹은 지속

① 서비스 방법 개발　　　　　　② 서비스 기관 안내
③ 서비스 자원 사정　　　　　　④ 서비스 내용 평가
⑤ 서비스 이용 계약 체결

31. 노인장기요양보험 일반 급여 대상자가 재가급여를 이용할 때 본인 일부 부담금의 비율은?
P 58

① 장기요양급여비용의 10%　　② 장기요양급여비용의 15%
③ 장기요양급여비용의 20%　　④ 장기요양급여비용의 25%
⑤ 장기요양급여비용의 30%

32. 노인장기요양보험 급여 중 본인 부담금에 관한 설명으로 옳은 것은? P 58

① 비급여 항목은 본인이 50%를 부담한다.

② 복지용구 비용은 본인이 70%를 부담한다.

③ 재가급여 비용은 본인이 20%를 부담한다.

④ 국민기초생활수급권자는 본인부담금이 없다.

⑤ 의사소견서 발급 비용은 본인이 15%를 부담한다.

33. 노인장기요양인정 신청 및 판정 절차에 대한 설명으로 옳은 것은? P 59

① 최종 등급 판정은 시.도 에서 한다.

② 방문조사는 교육을 이수한 장기요양기관 직원이 한다.

③ 지자체는 장기요양인정서를 국민건강보험공단에 제출한다.

④ 결핵으로 신체활동이 어려운 60세 남자는 급여 대상자이다.

⑤ 개인별 장기요양이용계획서는 국민건강보험공단이 수급자에게 제공한다.

34. 다음의 내용이 포함된 서식 유형은? P 61

> • 등급에 따른 이용 한도액과 본인부담률
> • 급여의 종류와 횟수, 비용, 인정유효기간

① 서비스제공계획서   ② 장기요양급여 제공기록지

③ 장기요양인정서   ④ 개인별장기요양이용계획서

⑤ 기능상태기록지

35. 요양보호 업무의 목적은? P 63

① 가족 중심의 서비스 제공

② 대상자의 신체기능 증진

③ 대상자 등급판정 서비스

④ 대상자의 시설 입소 유도

⑤ 일자리 정보제공 및 알선

36. 매슬로우(Maslow, A. H)는 인간의 욕구를 5단계로 분류하였다. 대상자의 생존에 필요한 물, 음식, 수면 등과 같은 욕구 단계에 해당하는 것으로 옳은 것은? P 63

① 자아실현의 욕구   ② 존경의 욕구

③ 사랑과 소속의 욕구   ④ 안전의 욕구

⑤ 생리적 욕구

37. 일상생활지원 서비스에 해당하는 것은? `P64` `예상`

① 목욕하기, 장보기   ② 은행가기

③ 전화걸기, 세수하기   ④ 취사, 청소하기

⑤ 말벗하기

38. 요양보호사가 할 수 있는 신체활동지원 서비스로 옳은 것은? `P 65`

① 구강관리   ② 흡인

③ 도뇨   ④ 위관영양

⑤ 활력징후 측정

39. 재가서비스 중 일상생활지원 서비스에 해당하는 것은? `P 65`

① 청소 세탁   ② 말벗

③ 침상목욕   ④ 부축하기

⑤ 일상업무대행

40. 노인장기요양보험 표준서비스 중 개인활동지원서비스 내용에 해당하는 것은? `P 65`

① 의사소통 도움

② 옷 갈아입히기

③ 구강관리 돕기

④ 청소 및 주변 정돈

⑤ 관공서 방문 시 동행 (외출 시 동행)

41. 대상자에게 제공할 수 있는 일상생활지원서비스에 해당하는 것은? `P 65`

① 병원 동행   ② 청소 및 주변정돈

③ 구강 관리   ④ 의사소통 도움

⑤ 목욕 도움

42. 노인장기요양보험 표준서비스 중 정서지원서비스를 제공한 것은? `P 66`

① 텃밭 가꾸기를 도왔다.

② 외출 시 동행하였다.

③ 생활상담을 해 주었다.

④ 체위를 변경해 주었다.

⑤ 화장실 이용을 도왔다.

43. 치매 대상자가 목욕 도중 큰소리로 욕을 하며 목욕을 그만하겠다고 할 때 대처 방법으로 옳은 것은? `P 68`

① 욕하지 못하게 큰 소리로 꾸짖는다.
② 안전을 위해 무리하게 목욕을 시키지 않는다.
③ 정해진 시간에 목욕을 마쳐야 한다고 말한다.
④ 잠시 자리를 피해 행동이 멈추도록 한다.
⑤ 무시하고 신속하게 목욕을 마친다.

44. 대상자가 기저귀를 차고 있는 상황에서 기저귀 안으로 손을 자주 넣을 때 올바른 대처방법은? `P 70`

① 오염이 될 수 있으므로 손을 묶는다.
② 화장실로 데려가 변기에 앉힌다 .
③ 음부의 습진, 발진등 피부 상태를 확인한다.
④ 상하의가 붙은 옷을 입힌다.
⑤ 기저귀를 꽉 조여준다.

45. 변비인 대상자가 관장을 해달라고 요구할 때 요양보호사의 행동으로 옳은 것은? `P 70`

① 관장을 해드린다.
② 못 들은 척한다.
③ 의료행위라 요양보호사의 업무가 아님을 설명하고 의료진과 상의한다.
④ 내 업무가 아님으로 무시한다.
⑤ 요양보호사의 판단에 따라 변비약을 제공한다

46. 대상자의 가족이 관장을 해달라고 요구할 때 요양보호사의 행동으로 옳은 것은? `P70`

① 못들은 척 한다.
② 대상자 가족에게 직접 하게 한다.
③ 관장을 한다.
④ 요양보호사의 업무가 아님을 설명한다.
⑤ 변비약을 제공한다.

47. 대상자가 누워만 있으려고 할 때 대처 방법은? `P 72`

① 옆으로 돌려서 누워 있게 한다.
② 누워만 있으려고 하는 이유를 물어본다.
③ 게으른 습관은 건강을 해친다고 설명한다.
④ 대상자가 좋아하는 화분에 물을 주게 한다.
⑤ 주기적으로 환경을 바꾸어 기분을 전환해 준다.

48. 다음 상황에서 요양보호사의 대처방법은? P 72

> 대 상 자 : (밥그릇을 밀어내며) 나 밥을 못 먹겠어.
> 요양보호사 : (   )

① "너무 까다로우시네요."
② "배고프실 때 말씀하세요."
③ "그러면, 음식을 치울까요?
④ "자꾸 이러시면 제가 너무 힘들어요."
⑤ "입안에 상처가 있는지 확인해 볼게요."

49. 대상자가 요양보호사에게 "내 약 사러가는 길에 아들 속옷도 좀 사줘"라고 말할 때 대처 방법은? P 74

① 다음에 사 드릴께요
② 시설장이나 간호사에게 보고 한다
③ 요양보호원칙을 설명하고 사다 주지 않는다
④ 아들 속옷을 사준다
⑤ 대상자 가족에게 약과 속옷을 사오게 한다

50. 대상자가 큰 돈을 은행가서 아들에게 보내 달라고 요구했을 때 올바른 돕기 방법은?
 P74

① 시설장에게 보고한다.
② 흔쾌히 심부름을 한다.
③ 반드시 대상자와 함께 은행에 간다.
④ 은행 업무 수행 사전에 가족에게 알린다.
⑤ 고액과 관련된 서비스는 수행할 수 없음을 설명한다.

51. 요양보호서비스 제공 원칙으로 옳은 것은? P 76

① 대상자 가족 중심으로 서비스를 제공한다.
② 대상자가 자립생활을 할 수 있도록 지원한다.
③ 응급상황 시 우선순위에 따라 의료행위를 한다.
④ 치매 대상자 돌발 상황 시 보호자에게 의논하여 처리한다.
⑤ 대상자의 상태가 달라지면 요양보호사가 서비스를 조정한다.

52. 요양보호서비스 제공 원칙에 관한 설명으로 옳은 것은? `P 76`

① 대상자와 직계 가족에게 서비스를 제공한다.

② 대상자가 변비가 있는 경우 관장을 실시한다.

③ 서비스를 제공하기 전에 대상자의 특성을 확인한다.

④ 대상자의 상태가 변화하면 서비스를 임의로 조정 한다.

⑤ 인지능력이 손상된 대상자에게 서비스 동의서를 받는다.

53. 재가 대상자에게 제공할 수 있는 서비스가 아닌 것은? `P 76`

① 관공서가기   ② 명절음식하기

③ 대상자 식사 준비   ④ 생활상담하기

⑤ 화장실 이용돕기

54. 다음 중에서 요양보호사의 업무에 해당하는 서비스는? `P 77`

① 흡인   ② 관장

③ 도뇨   ④ 욕창 치료

⑤ 외용약 도포

55. 다음 사례에서 요양보호사가 준수한 직업윤리는? `P 77`

> 방문요양 시 대상자가 명절 음식을 만들어 달라고 부탁하였을 때, 급여내용에 없어 서비스를 제공할 수 없다고 정중히 거절함

① 협력하려는 태도   ② 자기계발을 하려는 태도

③ 인권을 옹호하려는 태도   ④ 전문상담가로서의 태도

⑤ 규정에 따라 업무를 수행하려는 태도

56. 요양보호사가 서비스 제공시 지켜야 할 기본원칙으로 옳은 것은? `P77`

① 대상자의 상태를 관찰하면서 서비스를 제공한다.

② 치매대상자는 보호자의 동의 없이 서비스를 제공한다.

③ 대상자 가족과 의견이 상충될 시에는 마찰을 피하고 가족의 요구를 들어준다.

④ 사고가 발생한 경우에는 가족에게 즉시 보고한다.

⑤ 서비스 제공 중 응급상황이 발생하면 스스로 알아서 처리한다.

57. 요양보호사의 역할(A)과 관련 내용(B)이 옳게 연결된 것은? P 80

	A	B
①	관찰자	필요한 서비스 연계
②	옹호자	차별받는 대상자 편 들어주기
③	정보 전달자	직접 서비스 제공
④	동기 유발자	질병의 증상 확인
⑤	숙련된 수발자	서비스 제공 계획 수립

58. 요양보호서비스에 대한 지식과 기술로 대상자의 불편함을 경감하는 요양보호사의 역할은?
P 80

① 옹호자   ② 촉진자
③ 숙련된 수발자   ④ 정보전달자
⑤ 동기유발자

59. 대상자의 신체적 심리적인 것에 대한 정보를 가족, 의료진, 시설장에게 전달하며 의료진의
지시를 대상자에게 전달하는 역할은 무엇인가? P 80

① 관찰자 역할   ② 정보전달자 역할
③ 숙련된 수발자 역할   ④ 상담자 역할
⑤ 동기유발자 역할

60. 수급자가 요양보호사에게 요구해도 되는 업무는? P 81 예상

① 수급자의 가족만을 위한 식사 준비, 빨래, 장보기.
② 김장 도움, 결혼식 또는 집안 경조사 지원
③ 신체기능 개선을 위한 안마
④ 가족을 위한 관공서 등 업무지원
⑤ 잔디 깎기, 텃밭 매기 등

61. 요양보호사가 관찰자 역할을 수행한 것은? P 81

① 대상자의 입장에서 편들어 준다.
② 기관장에게 대상자 정보를 전달한다.
③ 지식과 기술로 대상자의 불편함을 경감한다.
④ 대상자의 맥박, 호흡 및 심리적 변화를 살핀다.
⑤ 대상자가 능력을 최대한 발휘하도록 지지한다.

62. 장기요양요원이 장기요양기관의 장에게 고충의 해소를 요청하는 경우 업무의 전환 등 적절한 조치를 취하지 않아도 되는 경우는? P 82 예상

① 수급자 및 그 가족이 요양보호사에게 폭언

② 수급자 및 그 가족이 요양보호사에게 폭행

③ 수급자 및 그 가족이 요양보호사에게 성희롱

④ 수급자 가족이 요양보호사에게 수급자의 배뇨·배변 도움을 요구

⑤ 수급자 및 그 가족이 요양보호사에게 급여외 행위의 제공을 요구

63. 노인의 인권 보호 설명 중 무엇에 대한 설명인가? P 88 예상

• 가족과의 교류 및 협력에 대한 권리   • 외부활동 참여에 대한 권리 • 동료 노인에게 존중받을 권리

① 건강권

② 자기 결정권

③ 교통·소통권

④ 주거권

⑤ 인간 존엄권 및 경제·노동권

정 답

1. ③	2. ①	3. ④	4. ③	5. ③	6. ⑤	7. ④	8. ①	9. ⑤
10. ⑤	11. ③	12. ⑤	13. ③	14. ②	15. ⑤	16. ⑤	17. ④	18. ③
19. ③	20. ⑤	21. ②	22. ①	23. ③	24. ①	25. ④	26. ①	27. ⑤
28. ⑤	29. ④	30. ⑤	31. ②	32. ④	33. ⑤	34. ④	35. ②	36. ⑤
37. ④	38. ①	39. ①	40. ⑤	41. ②	42. ③	43. ②	44. ③	45. ③
46. ④	47. ④	48. ⑤	49. ③	50. ④	51. ②	52. ③	53. ②	54. ⑤
55. ⑤	56. ①	57. ②	58. ③	59. ②	60. ③	61. ④	62. ④	63. ③

3장. 인권과 직업윤리

01. 다음 사례는 시설대상자의 권리 중 어떤 것에 위배 되는가? **P 92**

> 대 상 자 : 매트리스가 푹 꺼져서 허리도 아프고, 잠도 안 와.
>
> 요양보호사 : 어쩔 수 없어요. 여기는 모두 같은 매트리스를 사용하고 계시니 그냥
> 쓰세요.

① 신체구속을 받지 않을 권리

② 사생활과 비밀보장에 관한 권리

③ 차별 및 노인학대를 받지 않을 권리

④ 안락하고 안전한 생활환경을 제공받을 권리

⑤ 자신의 재산과 소유물을 스스로 관리할 권리

02. 다음 내용에 해당되는 시설 대상자의 권리는? **P 92**

> 거동이 불편한 대상자가 시설장에게 화장실에 비상벨을 설치해 달라고 요구하였다.

① 신체구속을 받지 않을 권리

② 충분한 정보를 제공받을 권리

③ 사생활과 비밀 보장에 관한 권리

④ 스스로 입소를 결정하고 계약할 권리

⑤ 안락하고 안전한 생활환경을 제공받을 권리

03. 다음에서 시설대상자가 침해받은 권리는? **P 93**

> • 대상자의 휴대전화 사용을 제한함
> • 사전 동의 없이 대상자의 사진을 촬영함

① 차별을 받지 않을 권리

② 신체구속을 받지 않을 권리

③ 충분한 정보를 제공받을 권리

④ 사생활과 비밀 보장에 관한 권리

⑤ 시설정보에 대한 접근성을 보장받을 권리

04. 다음의 내용이 포함된 시설대상자의 기본 권리는? P 95

> • 개인의 선호와 건강상태에 따른 개별화된 식단을 제공한다.
> • 잔존능력을 유지 시키기 위해 재활 프로그램을 제공한다.

① 질 높은 서비스를 받을 권리

② 신체적 제한을 받지 않을 권리

③ 사생활과 비밀보장에 관한 권리

④ 정보접근과 자기결정권 행사의 권리

⑤ 안락하고 안전한 생활환경을 제공받을 권리

05. 노인학대를 발생시킬 수 있는 요인에 해당하는 것은? P 102

① 가족부양 부담 감소

② 가족관계 갈등 해소

③ 노인의 의존성 증가

④ 노인부양 의식 강화

⑤ 노인의 사회적 관계망 확대

06. 다음과 같은 노인학대의 유형은? P 106

> • 집에 들어오지 못하게 함   • 물건을 파손하는 행위로 위협함
> • 생존 유지에 필요한 물품으로부터 단절시킴

① 방임   ② 유기

③ 신체적 학대   ④ 정서적 학대

⑤ 경제적 학대

07. 다음에서 파악할 수 있는 노인학대 유형은? P107

> • 종교 활동 참여를 방해한다.
> • 집안 경조사에 참여시키지 않는다.

① 유기   ② 방임

③ 정서적 학대   ④ 재정적 학대

⑤ 신체적 학대

08. 다음에서 설명하는 노인 학대 유형은? `P 110`

> • 난방, 수도, 가스, 전기, 전화가 단절되어 있다.
> • 고장난 보청기, 금이 간 안경을 끼고 있다.
> • 계절에 맞지 않는 더러운 의복을 입고 있다.

① 유기　　　　　　　　　　② 방임
③ 언어 · 정서적 학대　　　　④ 신체적 학대
⑤ 재정적 학대

09. 노인학대 유형(A)과 사례(B)가 올바르게 연결된 것은? `P110`

　　　　A　　　　　　　　　B
① 방임　　　→ 생활비 제공을 중단함
② 유기　　　→ 노인과의 접촉을 기피한다.
③ 신체적 학대　→ 말을 걸지 않고 무시함
④ 정서적 학대　→ 유언장의 내용을 변조함
⑤ 경제적 학대　→ 집안의 경조사에 참여하지 못하게 함

10. 다음에서 설명하는 노인학대 유형은? `P 111`

> 노모를 시설에 입소시킨 후 1년 동안 한번도 찾아오지 않고 자기부담금을 미납시켰다.

① 자기방임　　　　　　　　② 신체적 학대
③ 유기　　　　　　　　　　④ 방임
⑤ 재정적 학대

11. 인지기능을 상실한 노인을 고의적으로 가출하게 하는 학대유형은? `P 111`

① 유기　　　　　　　　　　② 자기방임
③ 정서적 학대　　　　　　　④ 신체적 학대
⑤ 경제적 학대

12. 방문목욕서비스를 제공하던 중 대상자의 몸 여러 군데에 멍들고 상처 난 자국이 발견되었다. 요양보호사의 대처방법은? P 112

① 대상자의 이야기를 들어주고 위로해 준다.

② 개인적인 일이므로 모른 척 한다.

③ 함께 사는 가족에게 연락하여 대상자의 상태를 알려준다.

④ 노인보호전문기관에 신고한다.

⑤ 시설에 입소할 것을 권유한다.

13. 시설에서 동료 요양보호사가 치매 대상자에게 폭언과 부당한 대우를 하는 것을 목격했을 경우 요양보호사의 대처 방법은? P 112

① 못 본 척 한 후 조용히 관찰한다.

② 동료 요양보호사에게 주의를 주고 비밀로 해준다.

③ 노인보호전문기관이나 경찰서에 신고한다.

④ 기관에 보고한 후 사례회의에 사용한다.

⑤ 대상자에게 사과하라고 동료 요양보호사에게 말한다.

14. 연중 24시간 노인학대 신고전화 운영, 사례접수를 담당하는 기관은? P 113

① 노인보호전문기관   ② 보건소

③ 노인종합복지관   ④ 정신건강복지센터

⑤ 재가복지센터

15. 노인학대 문제를 해결하기 위한 유관기관(A)과 역할(B)을 바르게 연결한 것은? P 113

　　　　　A　　　　　　　　　　　　B

① 법률기관   → 학대 피해노인의 재정 지원

② 노인보호전문기관   → 학대사례 신고 접수

③ 정신건강복지센터   → 학대 판정을 위한 의학적 진단

④ 의료기관   → 학대 피해노인 쉼터 생활 지원

⑤ 노인복지시설   → 학대 피해노인 후견인 지정

정 답

1. ④	2. ⑤	3. ④	4. ①	5. ③	6. ③	7. ③	8. ②	9. ①
10. ③	11. ①	12. ④	13. ③	14. ①	15. ②			

4장. 요양보호사의 인권보호와 자기계발

01. 요양보호사 채용 과정에서 기관장이 다음과 같이 말했을 때 요양보호사가 침해받은 권리는? P 116

> 지원서를 보니 나이가 많아 어르신을 돌보는 업무가 힘들 것 같네요.

① 자유권   ② 참정권
③ 평등권   ④ 신체적 안전 보장 권리
⑤ 휴식 및 여가 보장 권리

02. 요양보호사가 보호받아야 하는 다음과 같은 권리는? P 116

> 연령, 성별, 학력, 출신지역으로 차별받지 않는다.

① 자유권   ② 생존권
③ 평등권   ④ 청구권
⑤ 노동권

03. 요양보호사의 인권 보호를 위한 법적 근거가 명시되어 있는 법률은? P 116 예상

① 근로기준법   ② 노인복지법
③ 노인장기요양법   ④ 국민연금법
⑤ 고용보험법

04. 근로자의 기본적 생활을 보장, 향상하며 균형있는 국민경제의 발전에 기여하는 것을 목적으로 제정된 법은? P 117 예상

① 근로기준법   ② 사회복지법
③ 산업안전보건법   ④ 산업재해보상보험법
⑤ 노인장기요양보험법

05. 「산업재해보상보험법」에 따른 근로자 보호의 내용으로 옳은 것은? P 119

① 보험급여는 채권자에게 양도할 수 있다.
② 보험급여를 받을 권리는 1년간 유효하다.
③ 산업재해를 당했다는 이유로 해고할 수 없다.
④ 보험급여는 조세로 적용되어 세금을 부과한다.
⑤ 사업장이 폐업된 경우는 장해급여를 받지 못한다.

06. 다음 중에서 시각적 성희롱에 해당하는 것은? P 120

① 신체 일부를 밀착한다. ② 성 경험 유무를 묻는다.

③ 음란한 농담을 자주 한다. ④ 특정 신체 부위를 노출한다.

⑤ 통화할 때 성적인 내용을 말한다.

07. 다음 중 언어적 성희롱에 해당하는 행위는? P 120

① 뒤에서 껴안는다. ② 가슴부위를 만진다.

③ 음란한 사진을 보여 준다. ④ 자신의 성기를 보여 준다.

⑤ 과거 성관계 사실을 묻는다.

08. 다음에 해당하는 성희롱 유형은? P 120

> • 음란한 사진을 전송함
> • 고의적으로 엉덩이를 노출함

① 육체적 성희롱 ② 언어적 성희롱

③ 시각적 성희롱 ④ 심리적 성희롱

⑤ 사회적 성희롱

09. 대상자로부터 요양보호사가 성희롱을 당했을 때 장기요양기관장의 대처방법은? P 120

① 대상자를 다른 노인요양기관에 의뢰한다.

② 대상자에게 서비스 중단 조치를 취한다.

③ 기관장의 판단에 따라 요양보호사를 행정직 업무에 배치한다.

④ 대상자에게 성희롱 예방교육을 2년마다 1회 이상 제공한다.

⑤ 요양보호사에게 심리치료가 필요하다고 판단되면 기관장이 직접 실시한다.

10. 재가 요양보호서비스 중 대상자가 신체접촉을 할 때 대처 방법으로 옳은 것은? P 121

① 모른척하고 일한다.

② 감정적 대응은 삼가고 단호하게 거부한다.

③ 서비스를 즉시 중단한다.

④ "이러시면 안돼요" 하고 한번은 넘어간다.

⑤ 큰 소리로 화를 내며 무안을 준다.

11. 대상자가 음란한 농담을 하며 요양보호사를 강제로 껴안았을 때의 대처 방법으로 옳은 것은? P 121

① 껴안은 이유를 물어본다.　　② 화를 내며 그 자리를 떠난다.

③ 하지 말라고 분명하게 말한다.　　④ 부끄러운 줄 알라며 질책한다.

⑤ 농담을 받아 주며 대수롭지 않게 반응한다.

12. 요양보호사가 지켜야 할 직업윤리로 옳은 것은? P123

① 대상자의 자기결정권을 존중한다.

② 대상자의 경제적 지위에 따라 대우한다.

③ 대상자에게 업무의 어려움을 하소연한다.

④ 가족의 요구를 위주로 서비스를 제공한다.

⑤ 친근한 대상자에게 먼저 서비스를 제공한다.

13. 요양보호사의 직업윤리로 옳은 것은? P 123

① 자신이 믿는 종교를 갖도록 강요한다.

② 서비스에 대한 물질적 보상을 요구한다.

③ 업무효율을 위해 권위적인 태도를 유지한다.

④ 요양보호사와 대상자가 대등한 관계임을 인식한다.

⑤ 예의 바른 태도는 거리감을 유발하므로 자제한다.

14. 요양보호사가 직업윤리를 지켜 행동한 경우는? P 123

① 자신의 건강관리를 철저히 한다.

② 의료인이 없을 때는 역할을 대신한다.

③ 업무내용을 주관적으로 기록한다.

④ 개인 정보를 대상자의 동의 없이 수집한다.

⑤ 대상자를 대신하여 서비스 계약을 체결한다.

15. 다음 상황에서 요양보호사가 적절하게 반응한 것은? P 123

보 호 자 : (상품권을 건네며) 그동안 저희 어머니를 돌봐 주셔서 감사합니다.
요양보호사 : (　　　　)

① "시설장님께 전달해 드리겠습니다."

② "고맙습니다. 동료와 나눠서 쓸게요."

③ "죄송합니다만, 감사한 마음만 받을게요."

④ "이번에는 받지만 다음부터는 이러시면 안 돼요."

⑤ "이걸로 어르신이 좋아하는 것을 사다 드릴게요."

16. 요양보호사의 직업윤리 원칙에 맞는 행동은? `P 123`

① 대상자의 사생활은 제한한다.
② 대상자의 요구는 모두 수용한다.
③ 대상자의 자기 결정권을 존중한다.
④ 서비스 제공에 대한 선물은 감사히 받는다.
⑤ 업무 수행을 빌미로 보수교육을 받지 않는다.

17. 대상자에게 서비스를 제공할 때 요양보호사가 지켜야 할 직업윤리 원칙은? `P 123`

① 개인의 선호를 인정한다.
② 대상자와 수직적인 관계를 유지한다.
③ 학대 발견 시 가족에게 알리지 않는다.
④ 업무에 협조하지 않을 경우 서비스를 종결한다.
⑤ 종교에 상관없이 시설 내 종교행사에 참석시킨다.

18. 다음 상황에서 직업윤리를 준수한 요양보호사의 태도는? `P 123`

> 서비스 제공 중 전화통화 내용을 우연히 듣게 된 요양보호사는 대상자의 사업 부도 사실을 알게 되었다.

① 대상자를 공감하며 위로한다.　　② 다른 대상자에게 이야기한다.
③ 동료 요양보호사에게 전달한다.　　④ 대상자에게 부도 사유를 묻는다.
⑤ 비밀로 유지하고 내색하지 않는다.

19. 요양보호사의 직업윤리 원칙에 맞는 행동은? `P 123`

① 기관의 결정을 우선시한다.
② 요양보호사의 판단대로 서비스를 제공한다.
③ 대상자와 위계적 관계를 유지한다.
④ 복지용구가 필요하다고 하면 대여해 준다.
⑤ 제공된 서비스 내용은 정확히 기록한다.

20. 중증치매 대상자에게 재가서비스를 제공하던 중 대상자가 거실에 선채 대변을 보았다. 대상자의 딸이 "어머니가 치매 증상이 심해져서 걱정이에요." 라고 말할 때 대처방법은? `P 123`

① 대상자를 씻긴 후 기저귀를 채운다.
② 재가 서비스가 어려우므로 시설입소를 권유한다.
③ 치매의 일반적인 증상이므로 자녀에게 설명한다.
④ 시설장에게 보고한다.
⑤ "좋아질거예요."라고 안심시킨다.

21. 요양보호사가 지켜야 하는 행동규범을 준수한 사례는? `P 124~126`

① 표준서비스 이외의 서비스를 추가로 제공하였다.

② 서비스 제공기록지는 업무수행 직후 기록하였다.

③ 서비스의 우선순위는 요양보호사가 임의로 정하였다.

④ 대상자로부터 서비스에 대한 감사 답례품을 받았다.

⑤ 서비스 시간 변경 요청 시 조정할 수 없다고 말하였다.

22. 요양보호사가 지켜야 하는 행동규범으로 옳은 것은 `P 124`

① 장기요양기관을 알선한다.

② 자신의 활동이 모든 요양보호사를 대표한다고 생각한다.

③ 대상자로 인한 업무 고충을 보호자에게 토로한다.

④ 요양보호사의 개인적 용무는 서비스 제공 중에 처리한다.

⑤ 대상자의 건강상태가 악화될 경우 요양보호사가 스스로 해결한다.

23. 다음 중 요양보호사의 윤리적 태도로 옳은 것은? `P 125`

① 방문 시 대상자가 없으면 방세 들어가서 기다린다.

② 업무 중 발생한 문제는 요양보호사 독자적으로 판단한다.

③ 방문일정 변경시 사전에 대상자에게 양해를 구한다.

④ 대상자에게 복지용구 구매를 알선한다.

⑤ 추가서비스는 요양보호사가 별도로 계약을 한다.

24. 요양보호사가 직업윤리를 준수한 사례는? `P 124~126`

① 제공해야 할 서비스 내용을 사전에 확인한다.

② 대상자의 미미한 변동사항은 보고를 생략한다.

③ 서비스를 제공하고 며칠 후에 한꺼번에 기록한다.

④ 업무 외 장소에서 대상자에 관한 이야기를 나눈다.

⑤ 요양보호사의 주관적 판단에 따라 업무를 수행한다.

25. 요양보호사가 지켜야 할 직업윤리로 옳은 것은? `P 124~126`

① 친절을 베풀며 자신의 종교를 권유한다.

② 서비스 제공 시 시설장의 의사결정을 우선한다.

③ 보수교육을 통해 전문적 지식과 기술을 습득한다.

④ 타 직종과의 협력보다 업무의 신속성을 중시한다.

⑤ 대상자가 부상을 당했을 때 요양보호사가 임의로 대응한다.

26. 재가대상자와 신뢰감을 형성하기 위한 방법은? P 125

① 반말로 친근하게 대상자를 대한다.

② 시선을 맞추며 대상자와 대화를 한다.

③ 대상자 부재중에도 서비스를 시작한다.

④ 과도한 신체 접촉으로 친밀감을 표현한다.

⑤ 계획된 시간보다 연장해서 서비스를 제공한다.

27. 시설에서 목욕서비스를 제공하던 중 대상자가 갑자기 가슴을 만지는 경우 대처방법은? P 127

① 화를 내며 목욕을 중단한다.

② 시설장에게 정신적 피해보상을 요구한다.

③ 대상자의 가족에게 알리겠다고 말한다.

④ 대상자의 사생활을 보호하기 위해 알리지 않는다.

⑤ 치매라서 그러는 거라고 이해하며 넘어간다.

28. 다음 상황에서 요양보호사의 대처로 옳은 것은? P 127

> 목욕시킬 때마다 대상자가 요양보호사의 엉덩이를 만져서 심한
> 성적 불쾌감을 느꼈다.

① 피해사실을 혼자만 알고 있다.

② 성적행동을 못 하도록 단호하게 말한다.

③ 노인이 되면 그럴 수 있다고 넘어간다.

④ 기분이 나쁘다며 감정적으로 대응한다.

⑤ 동료 요양보호사와 대상자를 서로 바꾼다.

29. 가족이 본인부담금 할인을 요구할 때 대처 방법으로 옳은 것은? P 128

① 대상자의 형편을 고려하여 할인해 준다.

② 본인부담금 할인은 위법이라고 설명한다.

③ 새로운 대상자를 소개해 주면 할인해 준다.

④ 상담을 종료하고 다른 기관을 소개해 준다.

⑤ 할인 대신 서비스 시간을 늘려 주겠다고 제안한다.

30. 다음의 상황에서 요양보호사의 대처방법은? `P 128`

> 장기요양 3등급 대상자가 경제적으로 어렵다고 사정하면서 본인부담금을 감면해주지 않으면 다른 기관으로 옮기겠다고 말하였다.

① 대상자의 등급을 상향 조정해 준다.
② 비용 감면 대신 서비스 시간을 늘린다.
③ 기관장에게 알리고 본인부담금을 할인해 준다.
④ 신규 대상자를 소개해 주면 할인해 준다고 말한다.
⑤ 본인부담금 할인은「노인장기요양보험법」위반 이라고 설명한다.

31. 대상자의 가족이 기저귀를 재사용하라고 요구하는 경우 대처하는 방법으로 옳은 것은? `P 129`

① 사용한 기저귀를 말려서 재사용 한다.
② 요양보호사가 사비로 기저귀를 구매하여 사용한다.
③ 재사용이 해로운 이유를 설명하고 새 기저귀를 사용한다.
④ 서비스를 즉시 중단 한다.
⑤ 가족들이 볼 때는 재사용하고 안 볼 때는 새 기저귀를 사용한다.

32. 다음 상황에서 요양보호사가 적절하게 반응한 것은? `P 129`

> 보 호 자: 어머니가 사용하신 기저귀가 아까우니 재사용해 주세요.
> 요양보호사: (   )

① "시설장님과 상의해 볼게요."
② 다른 가족이나 "어머님께 여쭈어 볼게요."
③ "다른 어르신 기저귀를 써도 되니 걱정하지 마세요."
④ "네, 비용이 부담스러우시군요. 하루에 한 번 정도 교환할게요."
⑤ "재사용을 하면 어머님 건강에 해로워요."

33. 다음 상황에서 요양보호사의 대처방법으로 옳은 것은? `P 129`

> 동료 요양보호사가 서로의 시어머니에게 교차 서비스를 제공하는 것으로 처리하여 급여를 더 받자고 제안한다.

① 일단 생각해 보겠다고 말하고 결정을 미룬다.
② 제안을 수용할 만한 다른 요양보호사를 소개한다.
③ 장기요양급여 제공 원칙에 어긋난다며 거절한다.
④ 시어머니에게 교차 서비스 제공에 대해 미리 설명한다.
⑤ 교차 서비스에 대해 주변 사람들에게 비밀로 해 줄것을 부탁한다.

34. 다음 상황에서 최씨가 요양보호사로서 지키지 못한 직업적 태도는? P 132 예상

> 요양보호사 최씨는 업무를 하다가 쉬던 중 친하게 지내던 요양보호사 박씨가 무의식 상태인 대상자를 때리는 것을 보았으나 당황스러워 그냥 못 본 척 지나쳤으며, 그 후로도 그런 상황을 몇 번 더 목격하였으나 그냥 모르는 척하였다

① 겸손한 태도를 유지해야 한다.

② 법적 · 윤리적 책임을 다해야 한다.

③ 바른 몸가짐과 언어생활을 하려고 노력해야 한다.

④ 업무수행에 필요한 내용을 지속적으로 학습해야 한다.

⑤ 성실하고 침착한 태도로 책임감을 갖고 활동해야 한다.

35. 노인장기요양보험법 위반에 따른 벌칙에서 1년 이하의 징역 또는 1천만원 이하의 벌금에 처하는 경우는? P 133 예상

① 업무수행 중 알게 된 비밀을 누설한 자

② 본인부담금을 면제 또는 감경하는 행위를 한 자

③ 수급자를 소개, 알선 또는 유인하는 행위를 한 자

④ 지정받지 아니하고 장기요양기관을 운영한 자

⑤ 거짓이나 그 밖의 부정한 방법으로 장기요양급여를 받은 자

36. 요양보호사에게 근골격계 질환 발생 위험이 높은 상황은? P 134

① 평평한 바닥에서 휠체어 이동을 돕는 경우

② 물건을 몸에서 멀리 놓고 들어 올리는 경우

③ 이동용 장비를 이용하여 물건을 옮기는 경우

④ 밤 근무 중 밝은 조명에서 대상자의 이동을 돕는 경우

⑤ 무릎을 굽혀 물건을 잡고 무릎을 펴면서 들어 올리는 경우

37. 요양보호사가 업무를 수행할 때 근골격계 질환 발생 위험이 적은 경우는? P 135

① 무거운 물건을 드는 경우

② 불편한 자세로 작업하는 경우

③ 반복적으로 같은 동작을 하는 경우

④ 어두운 조명에서 야간 작업을 하는 경우

⑤ 미끄럽지 않고 편평한 바닥에서 작업하는 경우

38. 요양보호사에게 나타날 수 있는 수근관증후군에 관한 설명으로 옳은 것은?　P 139

① 밤에 통증이 완화된다.

② 손목을 굴곡시키면 통증이 감소된다.

③ 손목에서 팔꿈치까지 강직이 나타난다.

④ 손을 털면 저림과 통증이 완화될 수 있다.

⑤ 새끼손가락과 연결된 손바닥 감각이 둔해진다.

39. 대상자의 체위를 변경하다가 손목을 삐어 통증이 있을 때 초기 관리방법으로 옳은 것은?
　P 145　예상

① 손목을 강하게 털어 준다.

② 손목을 심장보다 낮게 한다.

③ 손목 부위에 압박붕대를 감아 준다.

④ 손상 직후 손목 부위에 온찜질을 한다.

⑤ 손목을 굽혔다 폈다 하면서 스트레칭한다.

40. 요양보호사의 근골격계 질환을 예방하기 위해 실시하는 전신 스트레칭에 관한 설명으로 옳은 것은?　P 147

① 동작을 빠르고 신속하게 한다.

② 하나의 자세를 5분 이상 유지한다.

③ 통증이 느껴질 때까지 스트레칭한다.

④ 호흡을 최대한 길게 참으며 동작을 한다.

⑤ 스트레칭을 하면 관절가동범위가 넓어진다.

41. 요양보호사의 전신 스트레칭 방법으로 옳은 것은?　P 147

① 동작은 빠르고 신속하게 한다.

② 같은 동작을 10분간 반복한다.

③ 호흡을 참고 스트레칭을 한다.

④ 통증이 느껴질 때까지 지속한다.

⑤ 스트레칭 된 자세를 10~15초 정도 유지한다

42. 감염 발생 가능성이 높은 요양보호사의 행위는?　P 148

① 손톱을 둥글고 짧게 자른다.

② 정기적으로 건강검진을 받는다.

③ 목욕 후 피부에 보습제를 바른다.

④ 비닐장갑을 끼고 흡인병을 비운다.

⑤ 손으로 입을 가리고 기침을한다.

43. 감염 예방을 위한 요양보호사의 자가관리 방법으로 옳은 것은? P 148

① 손으로 입을 가리고 기침을 한다.

② 독감 예방접종은 6개월마다 받아야 한다.

③ 결핵 진단검사는 3개월마다 받아야 한다.

④ 임신한 경우 풍진,수두 감염 대상자와 접촉하지 않는다.

⑤ 노로바이러스에 감염되면 가운을 입고 업무를 계속한다.

44. 시설에서 감염 예방을 위해 반드시 따로 처리해야 하는 것은? P 148

① 대상포진 대상자의 식기

② 천식 대상자의 세면도구

③ 결핵 대상자의 가래가 묻은 휴지

④ 접촉성피부염 대상자의 젖은 의복

⑤ 전립선비대증 대상자의 얼룩진 침구

45. 폐결핵에 관한 설명으로 옳은 것은? P 149

① 바이러스성 감염 질환이다.

② 스테로이드 약물 복용으로 예방할 수 있다.

③ 약물 복용 중 주기적인 간기능 검사가 필요하다.

④ 치료 기간 중 증상이 사라지면 약물 복용을 중단 한다.

⑤ 오전에 고열이 나고 오후에 열이 내리는 증상이 반복된다.

46. 결핵 대상자와 접촉한 후 요양보호사의 대처로 옳은 것은? P 149

① 백일해 예방접종을 한다.

② 멸균소독 가운을 착용한다.

③ 예방적 항생제를 복용한다.

④ 기침을 할 때는 손으로 가리고 한다.

⑤ 감염 여부를 확인하기 위해 검사를 한다.

47. 감염 예방을 위한 요양보호사의 자기관리 방법으로 옳은 것은? P 150 예상

① 손으로 입과 코를 가리고 기침을 한다.

② 결핵진단검사는 3개월마다 받아야 한다.

③ 독감 예방접종은 6개월마다 받아야 한다.

④ 임신한 경우 풍진 · 수두 감염 대상자와 접촉해도 무관하다.

⑤ 노로바이러스에 감염된 경우 2-3일간 요양보호 업무를 중단한다.

48. 요양보호사가 감염되면 대상자에게 전염될 수 있어 주의해야 하는 질병은? P 150

① 요로감염

② 흡인성 폐렴

③ 궤양성 대장염

④ 알레르기성 비염

⑤ 노로바이러스 장염

49. 옴에 감염된 대상자를 돕는 방법으로 옳은 것은? P 151

① 공용 혈압계를 사용한다.

② 맨손으로 가려운 곳을 긁어 준다.

③ 증상이 있는 부위에만 약을 바른다.

④ 대상자가 사용한 침구류를 다른 대상자의 물품과 함께 세탁한다.

⑤ 대상자와 접촉한 사람은 증상 유무와 상관없이 함께 동시에 치료한다.

50. 요양보호사에게 직무스트레스가 주는 영향은? P 152 예상

① 건강상의 문제를 일으키고 사고를 발생할 수 있는 위험요인이 된다.

② 극심한 스트레스는 신체의 구조와 기능에는 손상을 주지 않는다.

③ 대인관계 기피, 수면장애 등 행동 변화는 발생하지 않는다.

④ 업무 수행능력의 상승으로 일에 집중할 수 있다.

⑤ 스트레스가 심해도 자살과 같은 극단적인 행동은 하지 않는다.

51. 요양보호사의 직무스트레스 요인이 아닌 것은? P 153 예상

① 직무요구   ② 감정노동

③ 성희롱   ④ 조직체계

⑤ 역할 확립

52. 요양보호사의 직무스트레스 예방에 속하지 않은 것은? P 154 예상

① 근로시간 관리 및 휴식 시간과 공간제공

② 업무지침의 미제공

③ 정기회의와 의사소통 체계 확보

④ 상사지지 및 동료지지 체계 지원

⑤ 사업장에서 적용되는 각종 지침 준수

53. 요양보호사의 직무스트레스 예방을 위한 자기관리에 속하지 않는 것은? `P 154` 예상

① 규칙적인 생활과 충분한 수면
② 상사 및 동료의 지지체계는 필요하지 않다.
③ 긴장을 풀고 많이 웃기
④ 가능한 한 편안한 환경으로 만들기
⑤ 적당한 운동을 하고 술이나 담배에 의존하지 않기

54. 요양보호사의 직무스트레스 대처방안에 속하지 않은 것은? `P 156` 예상

① 긴장 이완기법   ② 호흡법
③ 심상훈련   ④ 자신의 생각을 주장한다
⑤ 상황을 긍정적으로 인지

55. 직무스트레스 대처방안 중 무엇에 관한 내용인가? `P 156` 예상

- 의자에 편히 앉아 편안한 상태를 유지한다.
- 특정 근육을 긴장시킨 후 이를 10초 정도 유지한다.

① 긴장 이완법   ② 호흡법
③ 심상 훈련   ④ 생각변화
⑤ 인지수정

정답

01. ③	02. ③	03. ③	04. ①	05. ③	06. ④	07. ⑤	08. ③	09. ②
10. ②	11. ③	12. ①	13. ④	14. ①	15. ③	16. ③	17. ①	18. ⑤
19. ⑤	20. ③	21. ②	22. ②	23. ③	24. ①	25. ③	26. ②	27. ③
28. ②	29. ②	30. ⑤	31. ③	32. ②	33. ③	34. ②	35. ⑤	36. ②
37. ⑤	38. ④	39. ③	40. ⑤	41. ⑤	42. ⑤	43. ④	44. ③	45. ③
46. ⑤	47. ⑤	48. ⑤	49. ⑤	50. ①	51. ⑤	52. ②	53. ②	54. ④
55. ①								

노화와 건강증진

5장. 노화에 따른 변화와 질환

01. 노인성 질환의 특성으로 옳은 것은? P 162

① 초기 진단과 예후 예측이 용이하다.

② 질환은 전형적 증상으로 나타난다.

③ 약물 배설이 빨라 약물에 대한 반응이 둔감하다.

④ 노인성 질환은 젊은 사람보다 약물에 둔감하게 반응한다.

⑤ 가벼운 질환이라도 의식장애를 일으키기 쉽다.

02. 노인성 질병의 특성으로 옳은 것은? P 162

① 빈번하게 재발한다.　　　　　　② 발병 원인이 명확하다.

③ 단독 질병으로 발생한다.　　　　④ 질병 진행의 경과가 짧다.

⑤ 정상 노화과정과 구분하기 쉽다.

03. 노인성 질환의 특성은? P 162

① 경과가 짧다.　　　　　　　　　② 원인이 명확하다.

③ 초기 진단이 용이하다.　　　　　④ 합병증이 동반되기 쉽다.

⑤ 정상적인 노화과정과 구분하기 쉽다.

04. 소화된 음식물의 수분을 흡수하여 변이 굳게끔 만드는 역할을 하는 소화기계 기관은?

P 164

① 식도　　　　　　　　　　　　② 췌장

③ 대장　　　　　　　　　　　　④ 십이지장

⑤ 위

05. 노화에 따른 소화기계 변화로 옳은 것은? P 164

① 당 내성 증가

② 지방의 흡수력 감소

③ 구강건조증 감소

④ 항문괄약근 긴장도 증가

⑤ 췌장의 소화효소 분비 증가

06. 노화에 따른 소화기계 변화로 옳은 것은? `P 164`

① 위액 분비량 감소 ② 식후 포만감 지연

③ 지방 흡수력 증가 ④ 간의 약물 대사능력 향상

⑤ 항문 괄약근의 긴장도 증가

07. 노화로 간기능이 변화되어 나타날 수 있는 결과는? `P 164`

① 당내성 증가

② 타액 분비 증가

③ 칼슘 흡수 증가

④ 위산 분비 저하

⑤ 약물 대사 능력 저하

08. 위염 대상자를 돕는 방법으로 옳은 것은? `P 165` **예상**

① 반주를 곁들인 식사를 권장한다.

② 국 종류는 뜨겁게 하여 섭취토록 한다.

③ 식사 속도는 빠르게 하도록 재촉 한다.

④ 규칙적으로 식사하여 위의 자극을 줄이도록 한다.

⑤ 조미료를 이용하여 입맛을 돋우는 반찬을 제공한다.

09. 위궤양 대상자를 돕는 방법으로 옳은 것은? `P 166` **예상**

① 절대적으로 금연하여야 한다.

② 취침 전에 녹차를 마시도록 한다.

③ 심야에 간식을 자주 섭취하도록 한다.

④ 해열제, 진통제, 소염제를 자주 복용토록 한다.

⑤ 검은색 변을 보게 될 경우 정상이라고 안심시킨다.

10. 다음 중 대장암 환자의 식이요법으로 옳은 것은? `P 169`

① 정제된 곡물을 섭취한다.

② 훈연식품을 섭취한다.

③ 동물성 식품을 섭취한다.

④ 하루에 6~8잔의 생수를 마신다.

⑤ 입맛 돋구는 자극적인 음식을 섭취한다.

11. 설사, 변비, 혈변, 직장출혈 등의 증상이 나타나는 소화기계 질환은? P 169 예상

① 위암   ② 위궤양
③ 대장암   ④ 위염
⑤ 간암

12. 설사를 하는 대상자를 돕는 방법으로 옳은 것은? P 170

① 산책을 하게 한다.
② 유제품을 제공한다.
③ 수분 섭취를 제한한다.
④ 섬유소가 많은 음식을 제한한다.
⑤ 설사가 멈춘 후에도 지사제를 먹게 한다.

13. 변비의 원인이 되는 요인으로 옳은 것은? P 171

① 충분한 수분 섭취   ② 섬유질이 많은 음식 섭취
③ 마약성 진통제 사용   ④ 복부 근육의 힘 강화
⑤ 신체활동 증가

14. 대상자에게 변비를 일으킬 수 있는 요인으로 옳은 것은? P 171

① 수분 섭취 증가   ② 신체 활동 증가
③ 복부 근력 강화   ④ 마약성 진통제 복용
⑤ 규칙적인 배변습관

15. 변비를 유발하는 식품으로 옳은 것은? P 171

① 고구마   ② 사과
③ 바나나   ④ 녹차
⑤ 우유

16. 노화에 따른 호흡기계 변화로 옳은 것은? P 173

① 폐활량 증가   ② 기침반사 증가
③ 섬모운동 감소   ④ 코점막의 건조함 감소
⑤ 기관지 내 분비물 감소

17. 기관지의 만성적 염증으로 기도가 좁아진 대상자를 돕는 방법으로 옳은 것은? `P 174`

① 얕은 호흡을 시킨다.

② 실내공기를 차게 한다.

③ 흡연자는 금연하게 한다.

④ 매운 음식을 제공한다.

⑤ 뜨거운 음료를 제공한다.

18. 독감을 예방하기 위한 인플루엔자 접종 주기는? `P 174`

① 1개월에 한번

② 3개월에 한번

③ 6개월에 한번

④ 1년에 한번

⑤ 2년에 한번

19. 세균, 바이러스에 의한 폐 조직의 염증으로, 호흡 곤란, 가래, 기침이 나타나는 질병은?

`P 175`

① 폐렴   ② 폐기종

③ 폐색전   ④ 만성기관지염

⑤ 기관지확장증

20. 폐조직의 염증과 화농성 객담, 호흡 곤란이 있을 경우 의심할 수 있는 질환은? `P 175`

① 만성기관지염   ② 천식

③ 폐렴   ④ 폐결핵

⑤ 심부전

21. 만성기관지염으로 기도가 좁아져 숨쉬기 힘든 대상자를 돕는 방법으로 옳은 것은?

`P 175`

① 심호흡과 기침을 하게 한다.

② 뜨거운 물을 자주 마시게 한다.

③ 실내를 차고 건조하게 유지한다.

④ 방향제를 뿌려 실내 공기를 정화한다.

⑤ 감염을 막기 위해 마스크를 쓰게 한다.

22. 만성기관지염으로 기도가 좁아진 대상자를 돕는 방법으로 옳은 것은? P 175

① 차가운 물을 자주 마시게 한다.

② 탈취제를 사용하여 실내 공기를 정화한다.

③ 습도를 높게 해 준다.

④ 전염성이 강하므로 마스크를 착용하게 한다.

⑤ 심호흡과 기침을 하게 하여 기관지 내 가래를 배출하도록 한다.

23. 다음 중 천식이 있는 대상자를 돕는 방법으로 옳은 것은? P 177

① 찬 바람에 노출 시킨다.

② 침구류는 뜨거운 물로 빤다.

③ 운동직후 기관지확장제를 사용한다.

④ 찬 음료수를 마시게 한다.

⑤ 실내 습도를 높게 한다.

24. 천식 대상자의 호흡 곤란을 예방하는 방법으로 옳은 것은? P 177

① 바닥에 카펫을 깔아 준다.

② 차고 건조한 공기로 환기한다.

③ 뜨거운 물로 침구류를 세탁한다.

④ 매년 폐렴구균 예방접종을 한다.

⑤ 운동 시작 전에는 기관지확장제 사용을 금한다.

25. 폐결핵에 대한 설명으로 옳은 것은? P 178

① 초기에 객혈과 가슴통증이 있다.

② 주기적으로 객담 검사를 실시한다.

③ 아침에 고열 증상이 나타나고 저녁에 열이 내린다.

④ 결핵약제를 일주일 정도만 복용하면 완치가 된다.

⑤ 결핵은 감염성이 없는 유전병이다.

26. 항결핵제 복용 방법에 관한 설명으로 옳은 것은? P 178

① 2주 동안 복용한다.

② 증상이 없으면 복용량을 줄인다.

③ 약물 복용이 끝날 때까지 격리한다.

④ 주기적으로 간기능 검사를 하면서 복용한다.

⑤ 항결핵제 중 한 가지 약물을 복용하는 것이 원칙이다.

27. 노화에 따른 심혈관계 변화로 옳은 것은? P 181

① 최대 심박출량 증가
② 심장 근육의 두께 증가
③ 말초에서 심장으로의 혈액순환 증가
④ 말초혈관의 저항 감소
⑤ 기립성 저혈압 발생 감소

28. 고혈압에 관한 설명으로 옳은 것은? P 182

① 혈관이 좁아지면 혈압이 낮아진다.
② 염장식품이 혈압조절에 도움이 된다.
③ 심장질환이 본태성 고혈압의 원인이 된다.
④ 이완기 혈압은 심장에서 피를 짤 때의 압력이다.
⑤ 처방된 혈압약은 혈압이 조절되어도 계속 복용한다.

29. 고혈압 대상자를 위한 약물복용으로 옳은 것은? P 182

① 대상자의 컨디션에 따라 용량을 증감한다.
② 몸이 약해지므로 장기간 투약하면 안된다.
③ 술을 마신 후에도 약을 꼭 챙겨먹는다.
④ 투약 후에도 증상이 지속되면 의료진에게 알린다.
⑤ 혈압이 상승할 때 만 혈압약을 복용한다.

30. 고혈압 대상자를 위한 약물복용으로 옳은 것은? P 182

① 혈압수치에 따라 용량을 증감한다
② 금식인 경우에는 혈압약을 먹지 않도록 한다
③ 몸이 약해지므로 장기간 투약하지 않는다.
④ 혈압약 복용 중에도 고혈압이 계속되면 의사와 상의하여 다른 약으로 바꾸도록 한다
⑤ 가슴이 답답하거나 숨이 차지 않으면 약 복용을 멈춘다.

31. 고혈압 대상자를 돕는 방법으로 옳은 것은? P 183

① 저지방 유제품을 먹게 한다.
② 격렬한 유산소 운동을 하게 한다.
③ 알코올 섭취로 열량을 보충하게 한다.
④ 매일 한 개비의 흡연으로 스트레스를 줄이게 한다.
⑤ 혈압이 조절되면 약물 복용을 중단하고 운동을 하게 한다.

32. 다음 중 혈관 내부가 좁아지고 혈액의 흐름에 장애가 생기며 혈관 벽이 굳어지면서 발생하는 것은? `P 184`

① 뇌출혈　　　　　　　　　② 심부전증
③ 동맥경화증　　　　　　　④ 고혈압
⑤ 심장판막증

33. 관상동맥이 좁아져 심장에 산소가 충분히 공급되지 못할 때 느끼는 통증은? `P 184`

① 두통　　　　　　　　　　② 요통
③ 흉통　　　　　　　　　　④ 근육통
⑤ 복통

34. 심장의 수축이 저하되어 신체는 적절한 산소와 영양분을 공급받지 못하여 허약감, 피로, 호흡곤란이 나타나 일상활동에 어려움을 겪는 질환은 `P 185`

① 고혈압　　　　　　　　　② 신부전
③ 심부전　　　　　　　　　④ 부정맥
⑤ 저혈압

35. 적혈구 부족이 원인이 되어 산소운반능력이 저하 되는 질환은? `P 186`

① 폐렴　　　　　　　　　　② 빈혈
③ 폐기종　　　　　　　　　④ 뇌경색
⑤ 동맥경화증

36. 빈혈로 어지러움을 호소하는 대상자에게 가장 먼저 해야 할 일은 무엇인가? `P 186`

① 철분제 복용 확인　　　　② 영양을 충분히 공급
③ 의사 처방전 확인　　　　④ 수분공급
⑤ 휴식

37. 노화에 따른 근골격계 변화로 옳은 것은? `P 187`

① 인대의 탄력성 감소
② 근육의 긴장도 증가
③ 뼈의 질량 증가
④ 다리의 지방 증가
⑤ 허리의 피하지방 감소

38. 대상자가 만성관절염으로 어깨와 무릎에 통증을 호소할 때 돕는 방법으로 옳지 않은 것은?
P 189

① 냉찜질을 한다.   ② 온찜질을 한다.

③ 진통제를 준다.   ④ 심하면 수술을 한다.

⑤ 운동의 강도를 높인다.

39. 다음 보기와 같은 증상이 나타나는 노인성 질환은?   P 188

> - 연골이 닳아서 없어지는 상태이다.
> - 아침에 일어나면 관절이 뻣뻣해진다.
> - 관절을 많이 사용할수록 통증이 심하다.

① 골다공증   ② 골연하증

③ 류마티스 관절염   ④ 고관절 골절

⑤ 퇴행성 관절염

40. 퇴행성 관절염에 가장 좋은 운동으로 옳은 것은?   P 189

① 수영   ② 등산

③ 계단오르기   ④ 훌라후프

⑤ 요가

41. 퇴행성관절염 대상자를 돕는 방법으로 옳은 것은?   P 189

① 저잔여 식이를 제공한다.

② 항생제를 복용하게 한다.

③ 평평한 흙길에서 걷기 운동을 하게 한다.

④ 관절염 부위에 지속적으로 부목을 대어 준다.

⑤ 뼈 생성을 촉진하기 위해 소량의 음주를 하게 한다.

42. 골다공증의 위험요인으로 옳은 것은?   P 190

① 흡연   ② 일광욕

③ 칼슘 섭취   ④ 체중부하운동

⑤ 여성호르몬 치료

43. 골다공증에 대한 설명으로 옳은 것은? P 191

① 칼슘 복용 시에 햇빛을 피한다.
② 서혜부와 대퇴부에 통증이 발생한다.
③ 흡연은 골다공증에 영향을 주지 않는다.
④ 카페인 섭취는 뼈의 생성을 증가한다.
⑤ 근육과 뼈에 힘을 주는 체중 부하 운동을 한다.

44. 노인의 골다공증을 예방하기 위하여 섭취해야 하는 영양소는? P 191

① 비타민A   ② 비타민B
③ 비타민C   ④ 비타민D
⑤ 비타민E

45. 골다공증이 있는 노인이 낙상했을 때 발생할 가능성이 높은 질환은? P 192

① 척추협착증   ② 척추측만증
③ 고관절골절   ④ 강직척추염
⑤ 류마티스관절염

46. 노화에 따른 여성 노인의 생식기계 변화로 옳은 것은? P 194

① 난소 크기 감소   ② 성교 시 통증 감소
③ 질의 길이 증가   ④ 질벽의 두께 증가
⑤ 에스트로겐 분비 증가

47. 다음 중 요실금의 원인으로 옳은 것은? P 195

① 골반조절능력 향상
② 요도기능 향상
③ 잔뇨량 증가
④ 요로감염 감소
⑤ 방광 저장능력 감소

48. 요도를 둘러싸고 있는 세포가 증식하여 배뇨 후 잔뇨감이 있고 소변 줄기가 끊어지며 힘을 주어야 소변이 나오는 질환은? P 196

① 고환염   ② 방광염
③ 요도염   ④ 전립선비대증
⑤ 요로결석

49. 복압성 요실금이 있는 대상자를 돕는 방법으로 옳은 것은? P 196

① 비만 관리를 한다.
② 웃음요법을 권장한다.
③ 매일 줄넘기를 시킨다.
④ 수분 섭취를 제한한다.
⑤ 식이섬유소가 적은 음식을 제공한다.

50. 요실금 대상자의 배뇨를 돕는 방법으로 옳은 것은? P 196

① 배뇨 후 아랫배를 눌러 주어 방광을 완전히 비운다.
② 주기적으로 도뇨관을 사용한다.
③ 식이섬유가 적은 음식을 제공한다.
④ 더운 물주머니를 복부에 대어 준다.
⑤ 활동을 제한하여 배뇨 횟수를 줄인다.

51. 전립선비대증의 증상에 해당하는 것은? P 197

① 소변 줄기가 굵어진다.   ② 배뇨 횟수가 감소한다.
③ 배뇨 후 잔뇨감이 없다.   ④ 힘을 주어야 소변이 나온다.
⑤ 소변이 마려운 느낌이 없다.

52. 전립선비대증의 발생 요인으로 옳은 것은? P 197

① 요로 감염   ② 체중 감소
③ 소변 배설량 증가   ④ 규칙적 도뇨 시행
⑤ 남성호르몬의 불균형

53. 전립선비대증의 증상에 관한 설명으로 옳은 것은? P 197

① 단백뇨가 있다.   ② 소변 줄기가 굵다.
③ 배뇨 후 잔뇨감이 있다.   ④ 배뇨 횟수가 감소한다.
⑤ 요의를 느끼지 못한다.

54. 노화에 따른 피부계 변화에 관한 설명으로 옳은 것은? P 199

① 표피가 두꺼워진다.   ② 손발톱이 두꺼워진다.
③ 머리카락이 굵어진다.   ④ 각질층의 수분 함량이 증가한다.
⑤ 모근의 멜라닌 생성이 증가한다.

55. 오른쪽 편마비 환자가 계속 건강한 쪽으로만 눕게 될 경우 올 수 있는 욕창 부위는?
P 200

① 천골　　　　　　　　　　　② 후두부
③ 견갑골　　　　　　　　　　④ 왼쪽 복사뼈
⑤ 양쪽 발 뒤꿈치

56. 욕창의 초기 단계로 피부에 붉게 변한 부위가 발생했을 때 대처 방법은?　P 200

① 피부보호를 위해 가습기를 틀어준다.
② 미지근한 물수건으로 찜질하고 마른 수건으로 닦는다.
③ 아침 저녁으로 비누샤워를 시킨다.
④ 붉게 변한 부위를 헤어드라이어로 건조시킨다.
⑤ 실크나 모직의류를 착용시킨다.

57. 욕창의 초기 대처법으로 옳은 것은?　P 200

① 욕창주위를 가볍게 마사지하고 두드려 준다.
② 욕창부위에 파스를 붙인다.
③ 욕창부위에 얼음 주머니를 적용한다.
④ 욕창부위에 찬바람과 더운 바람을 쐬어준다.
⑤ 춥지 않으면 2시간 햇볕을 쪼여 준다.

58. 욕창의 가장 심한 단계로 옳은 것은?　P 200

① 피부가 분홍색 혹은 푸른색이다.
② 피부가 벗겨지고 물집이 생긴다.
③ 붉은 부분이 누르면 일시적으로 없어진다.
④ 열감과 발진이 있다.
⑤ 뼈와 근육까지 괴사 되어 있다.

59. 대상자에게 욕창을 발생시킬 가능성이 높은 요양보호사의 행동으로 틀린것은?　P 201

① 체위를 2시간마다 자주 변경해 준다.
② 침상 시트의 주름을 펴 준다.
③ 무릎 사이에 베개를 끼워 준다.
④ 천골 부위에 도넛 베개를 대어 준다.
⑤ 목욕 후에 피부를 완전히 말려 준다.

60. 거동이 불편한 대상자의 체위변경을 돕는 방법으로 옳은 것은?　P 201

① 도넛베개로 천골부위를 지지한다.

② 욕창이 있으면 체위변경 횟수를 늘린다.

③ 딱딱하고 표면이 거친 쿠션을 받쳐 준다.

④ 대상자의 옷을 잡아당겨 체위를 변경한다.

⑤ 의자에서는 2시간마다 체위를 바꾸어 준다.

61. 피부건조증 대상자를 돕는 방법으로 옳은 것은?　P 203

① 꼭 끼는 옷을 입게 한다.

② 뜨거운 물로 목욕하게 한다.

③ 목욕 후 물기를 두드려 말려 준다.

④ 겨울철에는 제습기를 사용하게 한다.

⑤ 샤워를 자주 하여 피부 각질을 없앤다.

62. 노인 피부가 건조하지 않도록 하기 위한 방법으로 옳은 것은?　P 203

① 목욕 후 문지르지 않고 두드려 말린다.

② 매일 목욕한다.

③ 비누 사용을 금한다.

④ 지성용 비누를 사용한다.

⑤ 알코올이 함유된 피부 보습제를 사용한다.

63. 다음과 같은 특성이 있을 때 의심할 수 있는 질환은?　P 203

> • 수포가 피부 감각신경 말단을 따라 띠 모양으로 나타남
>
> • 타는 듯한 느낌의 통증이 동반됨

① 건선　　　　　　　　　② 자반증

③ 대상포진　　　　　　　④ 피부건조증

⑤ 말초신경병

64. 옴에 대한 설명으로 옳은 것은?　P 205

① 다른 사람에게 옮기지 않는다.

② 밤보다 낮에 가려움이 더 심하다.

③ 의류, 침구류를 삶거나 햇볕에 소독한다.

④ 치료하지 않아도 저절로 치유된다.

⑤ 호흡기로 감염된다.

65. 옴에 감염된 대상자를 돌볼 때 요양보호사의 위생관리로 올바른 행동은?　P 205

① 병원에 가서 X-ray 검진을 한다.

② 마스크를 착용한다.

③ 예방접종을 한다.

④ 의류, 침구류를 삶는다.

⑤ 얼굴에 옴 연고를 바른다.

66. 노화에 따른 시각계 변화에 관한 설명으로 옳은 것은?　P 211

① 결막이 얇아진다.　　　　② 수정체가 투명해진다.

③ 눈물의 양이 증가한다.　　④ 각막 반사가 증가한다.

⑤ 동공의 지름이 커진다.

67. 노화에 따른 눈의 변화로 옳은 것은?　P 212

① 눈이 앞으로 돌출된다.

② 눈물의 양이 증가한다.

③ 각막 반사가 증가한다.

④ 수정체 황화현상이 나타난다.

⑤ 가까운 곳에 초점을 맞추는 능력이 향상된다.

68. 수정체가 혼탁해져 빛이 들어가지 못하고 사물이 뿌옇게 보이게 되는 질환은?　P 215

① 결막염　　　　　　② 녹내장

③ 백내장　　　　　　④ 망막염

⑤ 안구건조증

69. 다음 중 백내장의 증상으로 옳은 것은?　P 215

① 안구통증　　　　　② 실명

③ 눈에 이물감　　　　④ 두통, 구토

⑤ 낮과 밝은 빛에서의 눈부심

70. 노화에 따른 청각계 변화에 관한 설명으로 옳은 것은?　P 216

① 고막이 얇아진다.　　　　② 이관이 좁아진다.

③ 외이도가 습해진다.　　　④ 평형감각이 향상된다.

⑤ 귓바퀴의 연골이 위축된다.

71. 노화로 나타날 수 있는 내분비계 변화는? P 217

① 공복 혈당이 감소한다.

② 인슐린에 대한 민감성이 감소한다.

③ 기초대사율이 증가한다.

④ 포도당 대사 능력이 증가한다.

⑤ 갑상샘호르몬 분비가 증가한다.

72. 당뇨병의 대표적인 증상으로 옳은 것은? P 218

① 소변 배설량 증가   ② 감각 민감성 증가

③ 갈증 감소   ④ 음식 섭취량 감소

⑤ 수분 섭취량 감소

73. 당뇨병을 관리하는 방법으로 옳은 것은? P 219

① 고콜레스테롤 식이를 섭취한다.

② 인슐린 주사약을 구강으로 복용한다.

③ 감염이 있는 경우 저혈당에 대비한다.

④ 운동은 식후 30분~1시간경에 시작한다.

⑤ 활동량이 증가할 경우 고혈당에 대비한다.

74. 당뇨병 대상자의 발 관리 방법으로 옳은 것은? P 219

① 발톱은 일자로 자른다.

② 꼭 끼는 신발을 신는다.

③ 양말을 벗고 맨발로 다닌다.

④ 발을 씻은 후에 물기는 남겨 둔다.

⑤ 발에 열패드를 대어 주어 보온한다.

75. 당뇨병 대상자를 돕는 방법으로 옳은 것은? P 219

① 맨발로 운동화를 신게 한다.

② 발톱은 일자로 자르게 한다.

③ 뜨거운 물로 발을 자주 씻게 한다.

④ 운동량이 많은 날은 인슐린 투여량을 늘리게 한다.

⑤ 공복에 운동할 때는 혈당강하제를 갖고 다니게 한다.

76. 당뇨병을 앓고 있는 대상자의 운동요법으로 옳은 것은? `P 219`

① 고강도에서 저강도로 운동한다.

② 밥을 먹고 30분 ~ 1시간 뒤에 운동을 시작한다.

③ 혈당수치가 300mg/dL 이상이면 운동 강도를 높인다.

④ 혈당강하제를 복용하는 경우에는 운동을 제한한다.

⑤ 안정 시 심박동수의 3배가 될 정도의 강도로 운동한다.

77. 불면증, 식욕부진, 체중 감소 증상이 있고 자살에 대한 말을 자주 할 경우 의심되는 질병은 무엇인가? `P 221`

① 치매   ② 파킨슨 질환

③ 우울증   ④ 대장암

⑤ 천식

78. 노인에게 나타나는 우울증의 특성에 관한 설명으로 옳은 것은? `P 221`

① 단기기억력이 향상된다.

② 물어보는 말에 적절하게 대답한다.

③ 소화불량 등 신체증상을 호소한다.

④ 무기력과 흥분이 교대로 나타난다.

⑤ 주변 사람들이 우울증임을 쉽게 알아챈다.

79. 우울증 발생 가능성이 높은 대상자의 상황은? `P 221`

① 가족과 함께 살고 있다.

② 경로당 프로그램에 참여한다.

③ 낮에 햇빛을 쐬며 운동을 한다.

④ 최근 갑상샘기능저하증을 진단받았다.

⑤ 식욕과 체중이 변화 없이 유지되고 있다.

80. 아래와 같이 심한 절망감으로 나타나는 증상으로 옳은 것은? `P 221`

> • 말수가 줄고 의욕이 없으며 우울한 기분을 표현한다.
> • 식욕이 감소하며 수면 양상이 변화한다.
> • 부정적 극단적 행위, 언어표현

① 섬망   ② 치매

③ 자살기도   ④ 도피

⑤ 스트레스

81. 우울증과 치매의 비교이다. 옳지 않은 것은? P 222

	우울증		치매
①	급격히 발병함	→	서서히 발병함
②	짧은 기간	→	긴 기간
③	정신과적 병력 있음	→	과거 정신과적 병력 없음
④	근사치의 대답을 함	→	모른다고 대답하는 경우가 많음
⑤	우울이 먼저 시작됨	→	기억력 저하가 먼저 시작됨

82. 섬망에 대한 설명으로 옳은 것은? P 223

① 회복이 불가능하다.
② 의식 수준이 명료하다.
③ 증상이 갑자기 나타난다.
④ 주의집중력에 변화가 없다.
⑤ 지남력장애가 발생하지 않는다.

83. 섬망에 관한 설명으로 옳은 것은? P 223

① 의식이 명료하다.
② 주의력이 감소한다.
③ 만성질환이다.
④ 수면 양상이 일정하다.
⑤ 증상이 서서히 나타난다.

84. 의식 장애로 인해 수시간 내지 수일에 걸쳐 급격하게 발생하여 인지장애 및 정신분열증, 지남력 장애 등의 증세를 보이는 질환은? P223

① 치매
② 우울증
③ 섬망
④ 파킨슨병
⑤ 뇌졸중

85. 섬망이 있는 대상자가 늦은 밤에 큰 소리를 지르며 난동을 피울 때 돕기 방법으로 옳은 것은? P 224

① 방을 밝고 따뜻하게 해준다.
② 흥분이 가라앉을 때까지 그냥 둔다.
③ 왜 그러는지 이유를 물어본다.
④ 다른 대상자들 앞에서 야단을 친다.
⑤ 진정제를 투약하여 잠을 재운다.

86. 특히 허약한 노인에게서 흔하면서 그 원인이 다양하고 치료와 동시에 돌봄이 중요한 증상이나 소견을 무엇이라 하는가? P 228 예상

① 노인
② 노화
③ 노인병
④ 노인징후
⑤ 노인증후군

87. 노인 증후군의 공통된 특징에 속하지 않는 것은? P 230 예상

① 주된 증상은 특정한 병적 상태로 설명된다.
② 노쇠한 노인들에게서 많이 생긴다
③ 삶의 질과 기능에 막대한 영향을 준다
④ 여러 원인 들이 여러 장기에 영향을 주어 발생한다.
⑤ 노인 증후군끼리 많은 위험인자를 공유한다.

88. 노쇠의 악순환에 영향을 미치지 않는 것은? P 231 예상

① 만성 영양결핍
② 식욕 증대
③ 고령화
④ 대사율과 활동의 감퇴
⑤ 의존성 증가

89. 「노쇠예방 7대수칙 – 건강가화만사성」에 해당하지 않는 것은? P 232 예상

① 건강하게 마음 다스리기
② 강한 치아 만들기
③ 가려먹고 충분히 식사하기
④ 화를 높이는 담배를 멀리하기
⑤ 사람들과 자주 어울리기

정답

1. ⑤	2. ①	3. ④	4. ③	5. ②	6. ①	7. ⑤	8. ④	9. ①
10. ④	11. ③	12. ④	13. ③	14. ④	15. ④	16. ③	17. ③	18. ④
19. ①	20. ③	21. ①	22. ⑤	23. ②	24. ③	25. ②	26. ④	27. ②
28. ⑤	29. ④	30. ④	31. ①	32. ③	33. ③	34. ③	35. ②	36. ①
37. ①	38. ⑤	39. ⑤	40. ①	41. ③	42. ①	43. ⑤	44. ④	45. ③
46. ①	47. ⑤	48. ④	49. ①	50. ①	51. ④	52. ⑤	53. ③	54. ②
55. ④	56. ②	57. ①	58. ⑤	59. ④	60. ②	61. ③	62. ①	63. ③
64. ③	65. ④	66. ①	67. ④	68. ③	69. ⑤	70. ②	71. ②	72. ①
73. ④	74. ①	75. ②	76. ②	77. ③	78. ③	79. ④	80. ②	81. ④
82. ③	83. ②	84. ③	85. ①	86. ⑤	87. ①	88. ②	89. ③	

6장 치매, 뇌졸중, 파킨슨질환

01. 시간개념이 떨어져 연도, 날짜, 요일, 시간을 자주 착각하고 실수하는 장애는 무엇인가? P 238

① 치매   ② 지남력 장애

③ 섬망   ④ 우울증

⑤ 석양증후군

02. 치매 대상자의 의심이 심해져서 다른 사람의 설득이나 설명으로는 바로잡아지지 않을 정도로 고착되어있는 경우의 장애는? P 239 예상

① 우울증   ② 망상

③ 환각   ④ 초조

⑤ 공격성

03. 치매 대상자의 수면 시 특성으로 옳은 것은? P 240

① 수면양이 늘어난다.

② 잠들기는 쉽다.

③ 수면 중에 자주 깬다.

④ 낮 시간 동안 졸림증이 줄어든다.

⑤ 신체적 질병을 앓을 때는 수면 양이 늘어난다.

04. 초기 단계의 경증 치매에서 나타나는 특징적인 증상은? P 241

① 환각   ② 대소변 실금

③ 단기기억력 저하   ④ 신체 활동 제한

⑤ 의사소통 불가능

05. 기억력 장애 증상에 해당하는 것은? P 243 예상

① 가치 있는 물건을 잘 간수한다.

② 책이나 신문의 구절을 읽고 기억한다.

③ 새로 소개 받은 사람의 이름은 기억한다.

④ 기억력이 저하된 것을 주변 사람들이 알게 된다.

⑤ 익숙하지 않은 환경에도 길을 잘 찾는다.

06. 뇌졸중에 대한 설명으로 옳은 것은? P 244

① 도파민의 부족으로 발생한다.

② 좌뇌가 손상되면 좌측마비가 발생한다.

③ 측두엽이 손상되면 술 취한 사람처럼 비틀거린다.

④ 안정 시 떨림, 무표정한 얼굴이 특징적으로 나타난다.

⑤ 뇌로 혈액을 공급하는 혈관이 막히거나 터져서 발생한다.

07. 뇌졸중 환자의 증상으로 옳은 것은? P 244

① 설사   ② 두통 및 구토

③ 변비   ④ 호흡곤란

⑤ 기침

08. 다음과 같은 방법으로 발견할 수 있는 질환은? P 245

• 웃어보세요	• 말해보세요	• 양손을 들어 보세요

① 난청   ② 빈혈

③ 고혈압   ④ 뇌졸중

⑤ 폐렴

09. 좌측 뇌에 혈액을 공급하는 혈관이 막힌 뇌졸중 에서 나타날 수 있는 증상으로 옳은 것은?

 P 245

① 오심을 동반한 위출혈

② 섬모운동 감소로 인한 기침

③ 근육 경직 및 안정 시 떨림

④ 수분 정체로 인한 전신 부종

⑤ 말을 못 하거나 이해하지 못함

10. 뇌졸중으로 오른쪽 뇌가 손상되었을 때 나타날 수 있는 증상으로 옳은 것은? P 245

① 왼쪽 팔의 소양증   ② 왼쪽 다리의 마비

③ 양쪽 손의 떨림   ④ 오른쪽 팔의 감각 저하

⑤ 오른쪽 다리의 얼얼한 느낌

11. 다음에서 설명하는 신경계 질환은? P 248

> • 도파민 분비 장애로 발생함
> • 동작이 느려지고 근육 경직, 안정 시 떨림이 나타남

① 뇌졸중   ② 뇌막염
③ 파킨슨병   ④ 혈관성 치매
⑤ 알츠하이머병

12. 파킨슨병에 관한 설명으로 옳은 것은? P 248

① 뇌혈관이 좁아져서 발생한다.
② 고혈압이 주된 발병 원인이다.
③ 도파민이 과잉 분비 되어 발생한다.
④ 안정 시 떨림과 근육경직이 나타난다.
⑤ 손상된 쪽 뇌의 반대편 신체에 영향을 미친다.

13. 파킨슨병의 운동증상으로 옳은 것은? P 248 예상

① 약간의 체위변화에도 쉽게 넘어진다.
② 몸 전체가 바르게 펴진 자세가 된다.
③ 떨림은 가만히 있을 때보다 움직일 때 주로 나타난다.
④ 행동 느려짐은 파킨슨질환이 진행할 때 급격히 진행된다.
⑤ 근육이 이완되어 관절을 구부리고 펼 때 부드러운 느낌이 든다.

14. 파킨슨병의 치료 및 관리 방법으로 올바른 것은? P 250 예상

① 단백질 섭취를 줄인다.
② 야채와 과일과 수분의 섭취를 제한한다.
③ 약물은 임의의 시간에 복용해도 무방하다.
④ 몸을 곧게 펴는 스트레칭 운동은 도움이 되지 않는다.
⑤ 서있거나 걷는 것이 불안정한 경우에는 앉거나 누워서 운동한다.

정답

1. ②	2. ②	3. ③	4. ③	5. ④	6. ⑤	7. ②	8. ④	9. ⑤
10. ②	11. ③	12. ④	13. ①	14. ⑤				

7장 노인의 건강증진 및 질병예방

01. 대상자의 영양관리 방법으로 옳은 것은? P 253

① 음식이 뜨거울 때 간을 맞춘다.
② 과일류는 하루 1회 이상 간식으로 섭취한다.
③ 철분 흡수를 돕기 위해 비타민D를 섭취한다.
④ 동물성 단백질 위주로 하루 세끼 식사를 한다.
⑤ 음식을 한꺼번에 많이 만들어 놓고 계속 섭취한다.

02. 대상자의 영양관리 방법으로 옳은 것은? P 253

① 고염식이로 심장병을 예방한다.
② 저잔여식이로 변비를 예방한다.
③ 채소 섭취로 산화작용을 돕는다.
④ 비타민D 섭취로 칼슘 흡수를 돕는다.
⑤ 동물성 지방 섭취로 혈관 탄력성을 높인다.

03. 대상자의 안전한 운동관리 방법으로 옳은 것은? P 254

① 실내 운동 시 준비운동을 생략한다.
② 낮 운동 시 마무리 운동 시간을 줄인다.
③ 추운 날씨에는 야외에서 운동의 강도를 높인다.
④ 현재 복용 중인 약물을 확인한 후 운동하게 한다.
⑤ 고강도 운동으로 시작하여 저강도 운동으로 마무리 한다.

04. 노인이 운동을 기피하는 요인으로 옳은 것은? P 254

① 낙상에 대한 두려움이 있다.
② 자극에 대한 반응이 빠르다.
③ 관절의 가동범위가 증가한다.
④ 폐조직의 탄력성이 증가한다.
⑤ 심장근육의 수축력이 강해진다.

05. 운동을 어렵게 하는 노인의 신체기능 변화는? P 254

① 심근의 두께 감소
② 균형 및 조정 능력 감소
③ 흉곽 탄력성 증가
④ 관절 운동 범위 증가
⑤ 자극에 대한 반응 증가

06. 운동능력을 저하시키는 노인의 신체적 변화로 옳은 것은? P 254

① 말초혈관의 저항 감소
② 폐조직의 탄력성 감소
③ 관절의 유연성 증가
④ 자극에 대한 반응 증가
⑤ 심장근육의 수축력 증가

07. 치매 대상자에게 다음과 같이 시키는 운동의 종류는? P 255 예상

- 앉거나 서서하는 정적인 활동을 하거나 동적인 활동(풍선치기 등)을 한다.
- 정적, 동적 균형의 유지·개선이 목적이다.

① 관절가동범위 운동　　② 근력 강화 운동
③ 균형 운동　　④ 근지구력강화 운동
⑤ 전신 지구력 운동

08. 노인 대상자의 운동관리 방법으로 옳은 것은? P 255

① 마무리 운동은 심박동수가 안정될 때까지 한다.
② 강도가 높은 운동으로 폐활량을 늘린다.
③ 준비운동은 적어도 2~3분 정도 실시한다.
④ 빠른 동작의 운동으로 관절이 굳는 것을 예방한다.
⑤ 운동효과를 높이기 위해 운동 중간에 휴식은 생략한다.

09. 노화로 인한 수면의 특성은? P 257

① 쉽게 잠이 든다.　　② 수면량이 늘어난다.
③ 낮잠을 자지 않는다.　　④ 수면 중에 자주 깬다.
⑤ 수면의 질이 향상된다.

10. 수면장애 시 요양보호사의 적절한 조치로 옳은 것은? P 257

① 매일 규칙적으로 적절한 양의 운동을 한다.
② 계속 수면제를 복용한다.
③ 집중하여 일한 후 취침한다.
④ 저녁에 식사를 많이 먹는다.
⑤ 수분섭취를 충분히 한다.

11. 노화로 인한 수면양상의 변화에 관한 설명으로 옳은 것은? P 257

① 아침잠이 많아진다.

② 잠들면 깨기가 힘들다.

③ 수면 시간이 늘어난다.

④ 낮 시간 동안 자주 존다.

⑤ 잠드는 데 걸리는 시간이 짧아진다.

12. 밤에 잠이 들기까지 시간이 오래 걸리고 자주 깨는 대상자의 수면을 돕는 방법으로 옳은 것은? P 257

① 저녁에 과식하지 않게 한다.

② 초저녁부터 잠자리에 들게 한다.

③ 밤에 땀 흘리는 운동을 하게 한다.

④ 저녁 식사 후 따뜻한 홍차를 제공한다.

⑤ 취침 전에 집중할 수 있는 놀이를 함께 한다.

13. 다음 중 공복감으로 잠을 이루지 못하는 수면장애 대상자를 돕는 방법은? P 257

① 따뜻한 홍차나 녹차를 제공한다.　　② 실내온도를 서늘하게 유지한다.

③ 수면제를 복용한다.　　④ 저녁 식사를 많이 권한다.

⑤ 따뜻한 우유를 마신다.

14. 밤에 잠을 쉽게 이루지 못하는 대상자의 잘못된 생활 습관은? P 257

① 침실의 온도를 적절하게 유지한다.

② 낮 시간에 산책이나 운동을 한다.

③ 저녁운동 후 시원한 녹차를 마신다.

④ 낮잠을 자지 않는다.

⑤ 매일 일정한 시간에 일어나고 일정한 시간에 잠을 잔다.

15. 대상자의 성생활에 영향을 주는 요인에 관한 설명으로 옳은 것은? P 259

① 전립선절제술은 발기부전을 유발한다.

② 항고혈압제 복용은 성적 욕구를 높인다.

③ 유방절제술은 성기능의 변화를 초래한다.

④ 과도한 알코올 섭취는 발기지연을 유발한다.

⑤ 뇌졸중 재발을 예방하기 위해 성생활을 금한다.

16. 뇌졸중 대상자가 성생활에 대해 고민할 때 요양보호사의 반응으로 옳은 것은?　P 259

예상

① 성생활은 하지 않는 것이 좋아요

② 성생활로 뇌졸중이 악화되지 않아요

③ 윤활제는 사용하지 않는 것이 좋아요

④ 뇌졸중 치료제를 드시면 성기능이 좋아져요

⑤ 체위변화를 위한 기구는 성생활에 도움이 되지 않아요

17. 노인에게 약물중독의 위험이 증가하는 이유는?　P 263

① 대장의 운동성 증가

② 심장 근육의 수축력 증가

③ 신경전달물질의 분비 증가

④ 신장의 배설능력 감소

⑤ 폐 조직의 탄력성 감소

18. 대상자가 두통이 있을 때마다 비처방약을 구입하여 복용할 때 대처방법은?　P 263

① 장용 코팅제는 쪼개서 복용하게 한다.

② 한 번에 많은 양을 구입해 두도록 한다.

③ 약 복용을 자제하고 통증을 최대한 참게 한다.

④ 비처방약도 복용하기 전에 의사와 상담하게 한다.

⑤ 증상이 비슷한 다른 대상자의 약을 복용하게 한다.

19. 약물복용 방법으로 옳은 것은?　P 264

① 쓴 약은 우유와 함께 복용한다.

② 약이 없으면 증상이 비슷한 다른 사람의 약을 복용한다.

③ 약 복용 시간을 놓친 경우 용량을 두 배로 늘려 복용한다.

④ 처방이 바뀌면 이전 약을 모두 복용한 후 바뀐 약을 복용한다.

⑤ 삼키기 힘든 약이 분할 할 수 없는 약이라면 처방을 변경해 달라고 한다.

20. 약물 복용 방법으로 옳은 것은?　P 264

① 인슐린은 구강으로 복용한다.

② 서방제는 분쇄하여 복용한다.

③ 장용코팅제는 분할하여 복용할 수 있다.

④ 분할선이 있는 약은 쪼개어 복용할 수 있다.

⑤ 항고혈압제는 자몽주스와 함께 복용하는 것이 좋다.

21. 노인에게 부작용이 흔한 약물이 아닌 것은?　P 265　예상

① 영양제
② 소염진통제
③ 당뇨병 약제
④ 스테로이드제
⑤ 수면제 등 신경 정신계약

22. 대상자에게서 부작용이 나타날 수 있는 약물복용 방법은?　P 265

① 고지혈증약을 물과 함께 복용한다.
② 고혈압약을 자몽주스와 함께 복용한다.
③ 철분제를 오렌지주스와 함께 복용한다.
④ 차광 보관된 니트로글리세린을 복용한다.
⑤ 가운데 절단선이 있는 알약을 잘라 복용한다.

23. 금연 약물을 사용 6개월 이후 금연 성공률을 얼마까지 올릴 수 있나?　P 266　예상

① 3~13%
② 13~23%
③ 23~33%
④ 33~43%
⑤ 43~53%

24. 금연 후 나타나는 변화로 옳은 것은?　P 266

① 성기능이 감소한다.
② 기대수명이 감소한다.
③ 손상된 폐기능이 악화된다.
④ 심장병 발생 위험이 감소한다.
⑤ 혈중 산소량이 정상보다 감소한다.

25. 금연으로 기대할 수 있는 결과는?　P 266

① 후각과 미각이 무뎌진다.
② 혈압이 정상보다 높아진다.
③ 심장발작 위험이 증가한다.
④ 폐암으로 사망할 확률이 증가한다.
⑤ 혈중 일산화탄소량이 정상으로 회복된다.

26. 절주 방법으로 옳은 것은?　P 267　예상

① 술 대신 알코올이 안 들어 있는 음료 마시기
② 술을 마실 때는 알코올 도수가 높은 종류로 선택하기
③ 큰 잔에 마시기
④ 술을 마시면서 물도 함께 마시기
⑤ 술자리에서 안주는 먹지 않기

27. 노인에게 권장되는 예방접종에 관한 설명으로 옳은 것은? `P 270`

① 결핵은 10년마다 1회 접종한다.

② 대상포진은 매년 1회 접종한다.

③ 파상풍은 5년마다 1회 접종한다.

④ 인플루엔자는 3년마다 1회 접종한다.

⑤ 폐렴구균은 65세 이후 1회 접종한다.

28. 만 65세 이상 노인에게 권장되는 예방접종으로 옳은 것은? `P 270`

① 수두 ② 홍역

③ 풍진 ④ 폐렴구균

⑤ 유행성 이하선염

29. 65세 이상 노인에게 매년 1회 권장하는 예방접종은? `P 271`

① 파상풍 ② 대상포진

③ 말라리아 ④ 인플루엔자

⑤ 디프테리아

30. 노인이 10년마다 추가로 받아야 하는 예방접종은? `P 271`

① 결핵 ② 홍역

③ 폐렴구균 ④ 파상풍, 디프테리아

⑤ 인플루엔자

31. 폭염에 노출되었을 때의 안전 수칙으로 옳은 것은? `P 272`

① 야외 활동을 격려한다.

② 따뜻한 물로 통목욕을 시킨다.

③ 시원한 물을 천천히 마시게 한다.

④ 구강으로 섭취하는 음식물의 양을 늘린다.

⑤ 두꺼운 담요를 덮어 체온 손실을 예방한다.

32. 다음 중 겨울철 운동 방법으로 옳은 것은?? `P 274`

① 저녁에는 준비운동을 하지 않는다.

② 운동시간은 새벽보다 낮 시간을 이용한다.

③ 추운 날씨에는 야외운동의 강도를 높인다.

④ 몸을 단련하기 위해 장갑이나 방한복은 착용하지 않는다.

⑤ 술을 마신 다음 날 아침에도 변함없이 운동을 한다.

33. 강한 한파에 노출되어 피부 및 피하조직이 손상되는 병은? P 274 예상

① 저체온증   ② 동상
③ 심혈관계 질환   ④ 호흡기 질환
⑤ 낙상사고

34. 한랭질환 예방수칙으로 옳은 것은? P 274 예상

① 평소에 심한 실외운동을 한다.
② 추운 날에도 야외활동을 한다.
③ 외출 시에는 얇은 옷을 입는다.
④ 장갑, 목도리 등은 착용하지 않는다.
⑤ 덧신이나 기모가 있는 부츠, 방한화를 착용한다.

정답

1. ②	2. ④	3. ④	4. ①	5. ②	6. ②	7. ③	8. ①	9. ④
10. ①	11. ④	12. ①	13. ⑤	14. ③	15. ④	16. ②	17. ④	18. ④
19. ⑤	20. ④	21. ①	22. ②	23. ③	24. ④	25. ⑤	26. ④	27. ⑤
28. ④	29. ④	30. ④	31. ③	32. ②	33. ②	34. ⑤		

요양보호와 생활지원

8장 의사소통과 정서 지원

01. 의사소통의 필요성으로 옳지 않은 것은? P 279 예상

① 대상자 및 가족과의 신뢰 관계 형성에 도움을 준다.
② 요양보호 서비스에 필요한 정보를 수집할 수 있다.
③ 대상자를 이해할 수 있으나 서비스와는 상관없다.
④ 타 전문직과의 소통에 도움이 된다.
⑤ 요양보호사의 감정을 효과적으로 표현할 수 있다.

02. 시설대상자가 아침에 속이 쓰리다고 말할 때 요양보호사의 반응으로 옳은 것은? P 279

① "지금 당장 병원에 가야 해요."
② "위장약을 먹어야 할 것 같네요."
③ "괜찮아요. 저는 아침마다 그래요."
④ "제가 현재 상태를 간호사에게 전할게요."
⑤ "위가 쉬어야 하니까 아침 식사를 거르세요."

03. 대상자와 비언어적 의사소통을 하는 방법으로 옳은 것은? P 282

① 잦은 헛기침을 하며 반응한다.
② 대화하는 내내 머리를 끄덕인다.
③ 대상자보다 눈높이를 낮춘다.
④ 대화 중간에 긴 침묵을 갖는다.
⑤ 대상자를 향해 몸을 약간 기울인다.

04. 비언어적 의사소통 시 요양보호사의 자세로 옳은 것은? P 282

① 시선을 한 곳에 고정하기
② 희미한 미소
③ 대상자를 향해 약간 기울인 자세
④ 습관적인 머리 끄덕임
⑤ 너무 긴 침묵

05. 치매대상자와 신체적 언어를 사용하여 의사소통 하는 방법으로 옳은 것은? P 282

① 옆에 서서 대화한다.
② 팔짱을 끼고 대화한다.
③ 손짓, 발짓을 피하며 대화한다.
④ 눈높이를 맞추기 위한 자세를 취한다.
⑤ 뒤에서 어깨를 감싸며 부드럽게 다가간다.

06. 의사소통할 때 라포가 형성되었다고 볼 수 있는 대상자의 반응은? P 284

① 눈 마주치기를 피한다.
② 시선을 한 곳에 고정한다.
③ 손으로 입을 가리고 말한다.
④ 무슨 일이라도 털어놓고 말한다.
⑤ 마음에 들지 않으면 슬쩍 넘어가 피한다.

07. 대상자가 며느리 험담을 늘어놓을 때 요양보호사의 대처 방법으로 옳은 것은? P 285

① 다른 주제로 바꾸어 말한다.
② 가족에 대한 험담은 점잖지 않다고 말한다.
③ 며느리의 잘못을 아들에게 전달한다고 말한다.
④ 맞장구를 치며 대상자의 스트레스를 풀어 준다.
⑤ 옳고 그름을 판단하지 않으면서 이야기를 들어 준다.

08. 대상자가 정치적 견해를 이야기할 때 경청하는 방법으로 옳은 것은? P 285

① 미리 대답을 준비한다.
② 말이 길어지면 중단시킨다.
③ 자신의 경험에 비추어 해석한다.
④ 의견이 다르더라도 일단 수용한다.
⑤ 핵심단어를 중심으로 짐작하며 듣는다.

09. 다음 상황에서 요양보호사의 반응으로 적절한 것은? P 286

대 상 자: 우리 손자가 올해 대학에 들어갔어. 그래도 할아버지인데 용돈이라도 주고 싶어. 요양보호사: (   )

① "용돈은 아빠가 줄 텐데 걱정하지 마세요."
② "손자에게 물어보고 원하는 것을 사 주세요."
③ "손자를 축하해 주고 싶은 마음이 느껴지네요."
④ "요즘 애들이 할아버지의 이런 마음을 알까요?"
⑤ "할아버지를 보러 오지도 않는데, 주지 마세요."

10. 대상자의 말을 경청하며 의사소통하는 것을 방해하는 태도는? P 286

① 듣고 싶지 않은 말을 걸러 낸다.
② 단어 이외에 표정에도 신경을 쓴다.
③ 의견이 다르더라도 일단 수용한다.
④ 논쟁 시 대상자의 주장을 먼저 들어 준다.
⑤ 대상자가 말하는 의미를 이해하려고 노력한다.

11. 다음 대화에서 요양보호사의 공감적 반응으로 옳은 것은? P 286

> 대 상 자: 나를 도와주던 요양보호사는 그만두었어요? 그 사람이 참 잘했었는데….
>
> 요양보호사: (   )

① "서로 적응될 때까지 기다리세요!"

② "그런 식으로 말하시니 제가 많이 서운하네요."

③ "제가 그 사람보다 경력이 많아 더 잘할 수 있어요."

④ "제가 맘에 들지 않으시면 다른 사람을 소개해 드릴까요?"

⑤ "그 사람이 일을 참 잘하셨나 봐요. 저도 열심히 노력할게요."

12. 다음 대화 중 요양보호사의 공감적 반응으로 옳은 것은? P 286

> 대상자: "아이고 여기저기 너무아파. 갈수록 더 아픈 것 같아."

① "연세가 많으시니 아픈 것은 당연하지요."

② "진통제를 좀 드릴까요?"

③ "그동안 잘 참으셨잖아요. 조금만 더 참으세요."

④ "아프시니까 많이 힘드시죠."

⑤ "옆집 어르신도 많이 아프신가 봐요. 기운내세요."

13. 요양보호사가 대상자와 효과적으로 의사소통하는 방법으로 옳은 것은? P 287

① 자신은 항상 옳다고 말한다.

② 모든 일에 전문가라고 말한다.

③ 자신감 없는 소극적인 태도로 말한다.

④ 나쁜 내용을 회고하거나 상기시키지 않는다.

⑤ 대상자의 말을 자신의 경험에 비추어 해석한다.

14. 효과적인 말벗하기를 위한 밑줄 친 내용에 해당하는 것은? P 287

> 대 상 자 : "영감이 돌아가신 후엔 도둑이 들까 겁도 나고 무서워….
>   늘 문단속을 해 주었거든 · · · · ."
>
> 요양보호사 : "할아버지가 자상한 분이셨네요."

① 적극적 청취   ② 존중과 관심

③ 정보의 제공   ④ 증상완화 보조

⑤ 감정 공감

15. 다음 상황에서 요양보호사가 적절하게 반응한 것은? P 287

> 대 상 자: 어제 우리 딸이 용돈을 주고 갔는데 누가 훔쳐 갔는지 아무리 찾아도 없어.
> 요양보호사: (   )

① "딸이 준 용돈이 얼마예요?"
② "제가 금고에 잘 보관해 놨어요."
③ "지난번에도 그러시더니 또 그러시네요."
④ "잃어버려서 속상하시겠네요. 같이 찾아봐요."
⑤ "딸이 용돈을 준 게 아니라 과일을 사 왔지요."

16. 다음 상황에서 '나–전달법'을 활용한 요양보호사의 반응으로 옳은 것은? P 288

> 요양보호사: 요즘 식사도 조금 하시고, 몸무게도 줄어든 것 같아요. 좋아하시는 떡을
>   준비했으니 좀 드셔보세요.
> 대 상 자: (떡을 조금 먹더니) 입맛이 없어 더 못먹겠네….
> 요양보호사: (   )

① " 요즘 입맛이 많이 떨어지셨군요. "
② " 드시고 싶은 다른 음식이 있으세요? "
③ " 잘 못 드시는데 무슨 걱정이 있으세요?"
④ " 나이가 드실수록 밥심으로 사셔야 해요. "
⑤ "식사량이 적어 건강이 나빠지실까 봐 걱정이 돼요."

17. 다음 상황에서 '나–전달법'을 적용한 반응으로 옳은 것은? P 288

> 요양보호사: 어르신, 요즘 계속 누워만 계시니 오늘은 저와 산책하러 나가요.
> 대 상 자: (누워서 텔레비전을 바라보며) 나가기 귀찮아. 그냥 누워 있을래.
> 요양보호사: (   )

① "네, 그러면 다음에 나가요."
② "이렇게 누워만 계시면 큰일 나요."
③ "무슨 일 있으세요? 많이 우울하세요?"
④ "누워만 계시니 근력이 떨어질까 봐 걱정돼요."
⑤ "저도 오늘 같은 날은 그냥 누워 있고 싶네요."

18. 동료 요양보호사가 대상자의 식사를 돕던 중 잠시 전화한다며 자리를 비우고는 돌아오지 않고 있다. 나–전달법으로 옳은 것은? P 288

① 통화 좀 그만하세요.   ② 언제까지 기다려야 하나요?
③ 같이 일하기 힘드네요.   ④ 제가 드릴 테니 편하게 통화하세요.
⑤ 식사가 늦어져 기다리시는 어르신이 걱정이 되네요.

19. 대상자에게 좋은 '말벗'이 되기 위한 요양보호사의 태도로 옳은 것은? P 290

① 대상자와 의존관계를 형성한다.

② 대상자의 기분이나 감정에 주의를 기울인다.

③ 친해지면 가끔 반말을 한다.

④ 대상자의 삶을 옳고 그름으로 판단한다.

⑤ 대상자에 대한 좋고 싫은 감정을 솔직하게 표현한다.

20. 대상자가 느끼는 감정을 있는 그대로 이해하고 존중하는 것은 무엇인가? P 290 예상

① 나−전달법   ② 침묵

③ 경청   ④ 수용

⑤ 공감

21. 다음 중 대상자와의 의사소통 방법으로 옳은 것은? P 292 예상

① 너무 작거나 크게 말하지 않는다.

② 외모를 화려하게 치장한다.

③ 개인적이고 사적인 대화를 많이 한다.

④ 대상자를 무조건 어르신이라고 부른다.

⑤ 대상자가 이해하지 못하면 다른 이야기를 꺼낸다.

22. 난청이 있는 대상자와 의사소통하는 방법으로 옳은 것은? P 293

① 목소리를 높여 고음으로 말한다.

② 입을 작게 벌려 천천히 말한다.

③ 사물을 직접 만져 보게 한다.

④ 모든 물품에 이름표를 붙여 준다.

⑤ 대화하기 전에 어깨를 가볍게 두드려 신호를 준다.

23. 노인성 난청 대상자와 대화하는 방법으로 옳은 것은? P 293

① 손짓 등 비언어적 방법은 쓰지 않는다.

② 굳은 표정으로 차분하게 말한다.

③ 정보제공 시간을 짧게 한다.

④ 말의 의미를 이해할 때까지 반복해서 설명한다.

⑤ 대상자의 옆에서 큰 소리로 이야기 한다.

24. 청각 기능이 저하된 대상자와 의사소통하는 방법으로 옳은 것은? P 293

① 고음의 큰 소리로 말한다.

② 빠른 속도로 반복하여 말한다.

③ 친근하게 느끼도록 반말로 말한다.

④ 대상자의 귀에 대고 속삭이듯 말한다.

⑤ 밝은 장소에서 입을 크게 벌리며 말한다.

25. 다음과 같이 의사소통 할 때 도움이 되는 대상자는? P 293

- 이미지 전달이 어려운 사물은 직접 만져보게 한다.
- 대상자를 중심으로 '오른쪽', '왼쪽'을 설명하여 원칙을 정해둔다.

① 시각장애   ② 청각장애

③ 언어장애   ④ 지남력장애

⑤ 주의력결핍장애

26. 시각장애 대상자와 의사소통하는 방법으로 옳은 것은? P 293

① 요양보호사를 중심으로 방향을 설명한다.

② 촉각을 이용하여 사물에 대한 정보를 전달한다.

③ 대상자를 만나면 말보다 신체 접촉을 먼저 한다.

④ 이쪽, 저쪽 등의 지시대명사를 사용하여 대화한다.

⑤ 대상자와 마주 보고 눈짓으로 신호를 주며 대화 한다.

27. 시각장애가 있는 대상자와 의사소통하는 방법으로 옳은 것은? P 293

① 얼굴 표정을 사용하여 대화한다.

② 지시대명사를 사용하여 대화한다.

③ 대상자와 반걸음 떨어진 뒤에서 이야기한다.

④ 요양보호사 중심으로 상하좌우 방향을 설명한다.

⑤ 신체 접촉을 하기 전에 먼저 말을 건네어 알게 한다.

28. 알아듣기는 하나 말을 할 수 없는 대상자와의 의사소통 방법으로 옳은 것은? P 294

① 눈을 깜빡이거나 고개를 끄덕여 대답하게 한다.

② 대상자 옆에 앉아서 대화한다.

③ 귀 가까이에서 큰소리로 또박또박 말한다.

④ 입을 크게 벌리며 말한다.

⑤ 손바닥에 글씨를 써서 대화한다.

29. 알아듣기는 하나 말로 표현하기 어려워하는 대상자와 의사소통하는 방법으로 옳은 것은? P 294

① 질문에 빨리 답하게 한다.

② 대상자의 옆에서 귀에 대고 말한다.

③ 대상자 얼굴 앞에서 큰 소리로 말한다.

④ 그림판, 문자판을 이용하여 의사를 표현하게 한다.

⑤ 요양보호사를 중심으로 오른쪽, 왼쪽 방향을 정하여 설명한다.

30. 다음 대화에서 요양보호사가 권유한 여가활동 유형은? P 300

> 대 상 자: (휠체어로 이동하며) 하루 종일 할 일도 없이 왔다 갔다만 하고… 너무 심심해.
> 시간도 빨리 안 가고….
>
> 요양보호사: 많이 심심하셨군요. 어르신은 집중을 잘하시니 서예교실에 참여하시는 건
> 어떠세요?

① 운동활동   ② 사교오락활동

③ 종교참여활동   ④ 자기계발활동

⑤ 가족중심활동

31. 대상자의 상태에 따라 권장할 수 있는 여가활동에 관한 설명으로 옳은 것은? P 301

① 섬망대상자에게 영화를 보게 한다.

② 편마비대상자에게 그림을 그리게 한다.

③ 관절염대상자에게 배드민턴을 치게 한다.

④ 심근경색증대상자에게 등산을 하게 한다.

⑤ 치매대상자에게 처음 가 보는 길을 산책하게 한다.

정답

1. ③	2. ④	3. ⑤	4. ③	5. ④	6. ④	7. ⑤	8. ④	9. ③
10. ①	11. ⑤	12. ④	13. ④	14. ⑤	15. ④	16. ⑤	17. ④	18. ⑤
19. ②	20. ⑤	21. ①	22. ⑤	23. ④	24. ⑤	25. ①	26. ②	27. ⑤
28. ①	29. ④	30. ④	31. ②					

9장 요양보호 기록과 업무보고

01. 요양보호사가 대상자를 관찰하는 방법으로 옳은 것은? P304 예상

① 주관적으로 관찰한다.
② 객관적으로 관찰한다.
③ 사실을 있는 그대로 받아들일 필요는 없다.
④ 관찰을 위해 지식과 경험은 필요하지 않다.
⑤ 관찰 중 이상이 판단되어도 간호사에게 보고할 필요는 없다.

02. 다음 중 요양보호 관찰에 대한 설명으로 옳은 것은? P304 예상

① 노인의 통증에 대한 정확한 부위를 판별하기 위해서는 계통적 관찰이 중요하다.
② 전형적인 객관적 관찰은 신체적, 정서적, 사회적 생활의 측면에서 자세히 관찰하여야 한다.
③ 요양보호사는 노인의 관찰을 위해서는 사람을 확실히 관찰하는 습관보다 주관적으로 관찰해야 한다.
④ 주관적으로 관찰한 가설에 준하여 노인과 가족에게 대화를 시도한다.
⑤ 관찰에 의한 확인된 내용이 증명되면 가설이 맞았다는 것이다.

03. 요양보호사가 업무 내용을 기록하는 목적은? P 307

① 서비스의 연속성 유지
② 업무에 대한 책임 회피
③ 대상자의 개인정보 공유
④ 보호자와의 밀착 관계 형성
⑤ 기관중심의 서비스 계획 수립

04. 요양보호 기록의 목적은? P 307

① 장기요양서비스의 비용 절감
② 요양보호사의 업무부담 완화
③ 요양보호업무의 원활한 연계
④ 문제 발생 시 법적 책임 회피
⑤ 장기요양서비스 제공시간 단축

05. 요양보호사가 제공한 서비스내용을 기록하는 이유가 아닌 것은? P 307

① 서비스의 연속성 및 지속성을 유지하기 위하여
② 다른 전문가와 체계적인 의사소통을 위하여
③ 업무에 대한 책임감을 강화하기 위하여
④ 서비스 표준화에 기여하기 위하여
⑤ 요양보호사를 평가하기 위하여

06. 요양보호사 기록의 종류에 해당하지 않은 것은? P309 예상

① 상태 기록지   ② 급여제공 기록지
③ 사고보고서   ④ 인수 계획서
⑤ 급여제공 계획서

07. 요양보호사가 관찰한 내용을 올바르게 기록한 것은? P 316

① "실금을 여러 번 함"
② "오후에 건망증이 더 심해짐"
③ "오랜만에 기분이 좋아 보임"
④ "오후 간식인 바나나 섭취를 거부함"
⑤ "이른 아침에 운동을 간단하게 함"

08. 요양보호사가 관찰한 내용을 올바르게 기록한 것은? P 317

① "등에 욕창이 심함."
② "며칠 전부터 미열이 있음."
③ "최근에 신체기능이 더 나빠짐."
④ "오후 1시부터 3시까지 낮잠을 잠."
⑤ "오후 5시 이후에 물을 많이 섭취함."

09. 관찰한 내용을 기록하는 방법으로 옳은 것은? P 317

① 식탁에 오래된 빵이 있다.
② 한참을 산책하였다.
③ 며칠 만에 대변을 시원하게 보았다.
④ 오전 10시에 물 한컵을 드셨다.
⑤ 청소하는데 오래 걸렸다.

10. 요양보호 기록에 관한 설명으로 옳은 것은? P 317

① 한꺼번에 모아 기록한다.
② 공식화된 용어를 사용하여 기록한다.
③ 기록지는 열람하기 쉬운 곳에 비치한다.
④ 요양보호사가 느낀 점을 중심으로 기록한다.
⑤ 서비스 내용을 우회적으로 표현하여 기록한다.

11. 요양보호사의 업무보고 방법으로 옳은 것은? `P 337`

① 보고 내용이 복잡할 때 구두로 보고한다.

② 보고 내용은 중복되지 않게 한다.

③ 상황이 급할 때는 원인부터 순차적으로 보고한다.

④ 주관적인 경험을 바탕으로 보고한다.

⑤ 자료보존이 필요할 때는 구두보고를 한다.

12. 요양보호사의 업무보고 방법으로 옳은 것은? `P 337`

① 요양보호사의 가치관에 따라 보고한다.

② 서비스 과정과 결과를 정확히 보고한다.

③ 보고는 가능한 한 한꺼번에 한다.

④ 상황이 급할 때는 서면보고를 한다.

⑤ 예기치 않은 사고 발생 시 서면으로 먼저 보고 한다.

13. 방문요양서비스 제공 시 관리책임자에게 반드시 보고해야 하는 상황은? `P 338`

① 대상자가 반려동물을 돌봐 달라고 요청할 때

② 대상자가 넘어져 타박상을 입었을 때

③ 계절이 지난 대상자의 옷이 정리되어 있지 않을 때

④ 대상자가 하루 종일 텔레비전을 볼 때

⑤ 자녀의 안부 전화가 없다며 대상자가 속상해할 때

14. 상황이 급하거나 사안이 가벼울 때 활용할 수 있는 업무보고 형식은? `P 338`

① 구두보고

② 서면보고

③ 주간보고

④ 월례회의보고

⑤ 정기업무보고

15. 장기요양기관에서 실시하는 사례회의 의 목적은? `P 343`

① 요양보호사의 직무 평가

② 장기요양기관의 신규사업 홍보

③ 장기요양기관의 성과지표 개발

④ 서비스계획의 타당성 검토와 조정

⑤ 요양보호사의 복리후생에 대한 의견 수렴

16. 장기요양기관에서 사례회의를 하는 목적으로 옳은 것은? P 343

① 기관의 신규 사업 홍보 ② 요양보호사의 근무 평가
③ 서비스 질의 지속적인 관리 ④ 업무와 관련된 의무교육 실시
⑤ 기관 중심의 서비스 계획 수립

 정 답

| 1. ② | 2. ⑤ | 3. ① | 4. ③ | 5. ⑤ | 6. ⑤ | 7. ④ | 8. ④ | 9. ④ |
| 10. ② | 11. ② | 12. ② | 13. ② | 14. ① | 15. ④ | 16. ③ |

10장. 신체활동 지원

01. 노인의 영양부족 요인을 모두 고른다면? P347 예상

| 가. 만성질환 | 나. 빈곤 | 다. 이상 체중 | 라. 우울 |
| 마. 알코올 중독 | 바. 흡연 대상자 | | |

① 가, 나, 다
② 가, 나, 라, 마
③ 나, 다, 마, 바
④ 나, 마, 바
⑤ 라, 마, 바

02. 식사를 제공할 때 영양부족이 발생할 가능성이 있는 대상자는? P 347

① 청각장애 대상자
② 녹내장 대상자
③ 언어장애 대상자
④ 연하곤란 대상자
⑤ 흡연 대상자

03. 노인의 영양 관리기준으로 옳은 것은? P348 예상

① 첨가당 섭취 상한은 2,000kcal 기준으로 50g이다.
② 첨가당 섭취는 커피믹스 1잔, 아이스크림 1개, 아이스크림 1병이면 적당하다.
③ 포화지방 섭취는 1일 8g 이상 섭취하는 것을 권장한다.
④ 1일 나트륨 섭취량이 1,700mg(65~74세)이면 만성위염을 감소할 수 있다.
⑤ 나트륨 섭취를 낮추려면 찌개, 국, 탕류의 섭취를 많이 한다.

04. 노인의 영양 관리로 옳은 것은? P349 예상

① 곡류섭취는 전곡이나 잡곡보다 백미가 좋다.
② 달걀은 매 식사마다 1개씩 섭취한다.
③ 생선은 손바닥 크기로 1주에 2~3회 섭취한다.
④ 콩 섭취보다 육류 섭취를 늘리면 퇴행성 혈관질환 예방에 도움이 된다.
⑤ 우유·유제품은 하루에 2회 분량으로 섭취한다.

05. 음식물을 삼키는 데에 어려움이 있는 대상자의 식사를 돕는 방법은? P 351

① 식전에 신맛이 강한 음료를 준다.
② 식사 중간에 물을 자주 마시게 한다.
③ 수시로 말을 걸어 음식을 천천히 삼키게 한다.
④ 머리와 목을 약간 뒤로 젖혀 음식을 삼키게 한다.
⑤ 음식의 원래 모양을 알 수 없을 정도로 갈아서 제공한다.

06. 대상자가 연하 능력이 없고 의식장애가 있을 때 비위관을 통하여 제공되는 식이는?

P352 **예상**

① 경관 유동식
② 잘게 썬 음식
③ 갈아서 만든 음식
④ 일반식
⑤ 경구유동식

07. 의자에 앉아 식탁에서 식사하는 대상자를 돕는 방법으로 옳은 것은? P 353

① 팔받침이 없는 의자에 앉게 한다.
② 대상자를 의자 앞쪽 끝부분에 걸터앉게 한다.
③ 식탁의 상판이 대상자의 가슴과 배꼽사이에 오게 한다.
④ 대상자의 발가락 끝이 바닥에 닿게 의자 높이를 조절한다.
⑤ 의자를 식탁과 $30°\sim45°$ 각도가 되도록 하여 비스듬히 앉게 한다.

08. 거동이 불편한 대상자의 식사를 돕는 방법으로 옳은 것은? P353

① 팔꿈치가 식탁에 닿지 않게 한다.
② 등받이가 없는 의자에 깊숙이 앉게 한다.
③ 발바닥이 바닥에 닿도록 의자 높이를 조절한다.
④ 대상자의 가슴 위로 식탁 상판의 높이를 조절 한다.
⑤ 휠체어에 앉아서 식사할 때는 식탁과 충분한 간격을 둔다.

09. 왼쪽 편마비 대상자의 식사를 돕는 방법으로 옳은 것은? P 354

① 오른쪽을 밑으로 하여 약간 옆으로 누운 자세를 취한다.
② 반듯이 누운 상태에서 얼굴을 왼쪽으로 돌린다.
③ 오른쪽을 베개나 쿠션으로 지지해 준다.
④ 사례가 들리면 침대 머리를 최대한 올려준다.
⑤ 식후 오른쪽 뺨 부위에 음식물이 남아 있는지 확인한다.

10. 침상에 누워 있는 대상자에게 식사를 제공할 때 사례를 예방하는 방법으로 옳은 것은?

P 354

① 마른 음식을 먼저 제공한다
② 턱을 들어 올린 후 식사를 제공한다.
③ 입맛을 돋우기 위해 신맛 나는 음식을 먼저 준다.
④ 음식을 먹고 있는 도중에 말을 시킨다.
⑤ 침상 머리를 $30\sim60°$ 높인 후 음식을 제공한다.

11. 식사를 도울 때 사레를 예방하는 방법으로 옳은 것은?　 P 355

① 레몬소스를 곁들인 샐러드를 제공한다.

② 음식을 반 정도 삼키면 다음 음식을 넣어준다.

③ 식사 중에 숨을 쉬기 어려워하면 물을 제공한다.

④ 음식을 먹고 있을 때 다 먹었는지 수시로 물어 본다.

⑤ 앉아서 상체를 약간 숙이고 턱을 당긴 자세로 먹게 한다.

12. 입맛이 없는 대상자의 식욕을 증진할수 있는 방법으로 옳은 것은?　 P 355

① 혼자서 조용히 식사하게 한다.

② 반찬을 모두 잘게 썰어 제공한다.

③ 감칠맛 나는 단 음식 위주로 준비한다.

④ 다양한 색깔의 반찬을 골고루 제공한다.

⑤ 신맛이 강한 음식을 주어 미각을 자극한다.

13. 연하곤란이 있는 대상자에게 음식을 제공할 때 사레를 예방하는 방법으로 옳은 것은?　 P 355

① 수분이 적은 음식을 제공한다.

② 식사 전 신맛이 있는 음식을 제공한다.

③ 식사 전에 입안을 물로 축이게 한다.

④ 다양한 향신료를 넣은 음식을 제공한다.

⑤ 상체를 높이고 턱을 든 자세를 취하게 한다.

14. 스스로 음식을 먹을 수 있는 치매대상자의 식사를 돕는 방법으로 옳은 것은?　 P 356

① 투명한 유리 접시에 음식을 담아 준다.

② 식전에 사탕을 제공하여 식욕을 돋운다.

③ 무게감이 있는 숟가락을 사용하게 한다.

④ 소금이나 간장은 식탁 위에 두고 사용하게 한다.

⑤ 식사 시간에 졸려 하더라도 제시간에 먹게 한다.

15. 삼킴장애가 있는 대상자의 식사를 돕는 방법으로 옳은 것은?　 P 357

① 익힌 채소보다 신선한 생채소를 먹게 한다.

② 밥은 물에 말아서 제공한다.

③ 식사 중 대화를 유도하면서 속도를 조절한다.

④ 요구르트는 떠먹는 형태보다 마시는 형태로 제공 한다.

⑤ 한 번에 조금씩 떠먹이고 여러 번에 걸쳐 삼키게 한다.

16. 의식이 없는 대상자의 경관유동식을 돕는 방법은? P 361

① 의식이 없어도 식사 시작과 끝을 알린다.

② 비위관이 빠졌을 때는 즉시 밀어 넣는다.

③ 흡수가 잘 되도록 고농도의 영양액을 주입한다.

④ 영양 주머니에 영양액을 가득 채운다.

⑤ 냉장보관 된 유효기간이 지난 영양액은 끓여서 주입한다.

17. 경관영양 대상자를 돕는 방법으로 옳은 것은? P 361

① 영양액을 뜨겁게 준비한다

② 대상자의 침상머리를 올린다

③ 영양액 주머니는 대상자의 위장 높이와 같은 위치에 걸어 놓는다.

④ 영양액이 새거나 역류하면 즉시 제거한다.

⑤ 영양액 주머니는 하루에 한 번 깨끗이 씻어 말린다.

18. 경관 영양액을 제공할 때 대상자의 상체를 높이고 오른쪽으로 비스듬히 눕히는 이유는?
 P 361

① 비위관이 새지 않도록 하기 위해

② 영양액의 주입 속도를 조절하기 위해

③ 대상자가 비위관을 빼지 못하게 하기 위해

④ 영양액이 기도로 역류할 가능성을 줄이기 위해

⑤ 영양액의 온도를 유지하기 위해

19. 대상자가 옷에 변을 지렸을 때 대처 방법은? P364

① 기저귀를 채워 준다.

② 4시간마다 이동변기를 대어 준다.

③ 즉시 창문을 열어 냄새를 제거한다.

④ 자존감을 지켜 주기 위해 모르는 척한다.

⑤ 불쾌감을 느끼지 않도록 옷을 갈아입힌다.

20. 다음 중 배설 요양보호의 일반적 원칙으로 옳은 것은? P 364

① 항문은 뒤에서 앞으로 닦는다.

② 배설을 하면 모아서 한꺼번에 치운다.

③ 대상자가 할 수 있는 부분은 스스로 하도록 돕는다.

④ 낙상 예방을 위해 이동변기 사용을 적극 권유한다.

⑤ 걸을 수 있는 대상자는 화장실에 혼자 가게 한다.

21. 혼자서 걸을 수 있는 대상자가 화장실을 이용할 때 낙상 위험을 줄이는 방법으로 옳은 것은? P 365

① 화장실의 문턱을 낮추어 준다.

② 낙상사고를 예방하기 위해 처음부터 끝까지 돕는다.

③ 화장실 바닥에 작은 깔대를 깔아둔다.

④ 변기 옆에 손잡이를 설치하여 필요시 잡도록 한다.

⑤ 이동변기를 가져다 준다.

22. 편마비대상자의 화장실 이용을 돕는 방법으로 옳은 것은? P 365

① 건강한 쪽에 서서 이동을 돕는다.

② 이동하기에 편리한 슬리퍼를 신긴다.

③ 마비된 쪽으로 안전손잡이를 잡게 한다.

④ 화장실 바닥에 물기가 없게하여 미끄러지지 않게 해야 한다.

⑤ 배설 중에도 도움을 요청할 수 있도록 화장실 문을 열어 둔다.

23. 거동이 불편한 대상자가 화장실을 안전하게 사용하도록 돕는 방법으로 옳은 것은? P 365

① 변기 옆에 안전손잡이를 설치한다.

② 용변을 마칠 때까지 다른 용무를 본다.

③ 화장실은 눈이 부시지 않도록 조명을 어둡게 한다.

④ 화장실 앞에 화분을 놓아 화장실 위치를 표시한다.

⑤ 밤에는 수면에 방해되지 않도록 화장실 표시등을끄 둔다.

24 화장실을 이용하는 편마비대상자를 돕는 방법은? P 365

① 화장실 조명은 은은하게 한다.

② 변기 앞에 안전손잡이를 설치한다.

③ 배뇨 시 바로 옆에서 기다려 준다.

④ 화장실 문 앞에 작은 매트를 깔아 준다.

⑤ 배뇨 후 도움이 필요한 부분만 도와준다.

25. 화장실 이용을 돕기 위해 누워 있는 대상자를 일으킨 후에 잠시 앉아 있게 하는 이유는? P 366

① 체온이 상승하여 식은땀이 날 수 있으므로

② 호흡수가 증가하어 숨이 찰 수 있으므로

③ 혈압이 저하되어 어지러울 수 있으므로

④ 맥박이 감소되어 가슴이 아플 수 있으므로

⑤ 복압이 상승하여 요실금을 유발할 수 있으므로

26. 대상자의 침상 배설을 돕는 방법으로 옳은 것은? `P 369`

① 배변을 돕기 위해 복부 마사지를 한다.

② 활동을 제한하여 배뇨 횟수를 조절한다.

③ 배설 후에 물수건으로 닦은 즉시 옷을 입힌다.

④ 혈뇨를 본 경우 대상자에게 확인시킨 후 버린다.

⑤ 침상발치를 올려 배변하기 쉬운 자세가 되게 한다.

27. 대상자가 변의가 있음에도 도움을 요청하지 않고 침상에서 실수를 하였다. 대처방법은?
`P 369`

① 변의를 숨기지 않도록 주의를 준다.

② 배변 간격을 파악하여 변기를 대준다.

③ 기저귀를 채워준다.

④ 음식 섭취를 줄인다.

⑤ 실수하지 않도록 수시로 변기를 대준다.

28. 거동이 불편한 대상자의 침상배변을 돕는 방법은? `P 371`

① 이동변기를 대어 준다.

② 침상머리를 올려 좌위를 취하게 한다.

③ 평소에 변의가 있을 때 참는 훈련을 시킨다.

④ 시계 반대 방향으로 복부 마사지를 해 준다.

⑤ 섬유질이 적은 식사를 규칙적으로 제공한다.

29. 간이변기를 사용하여 배설하는 대상자를 돕는 방법으로 옳은 것은? `P 370`

① 간이변기 사용 직후에 기저귀를 채워 준다.

② 간이변기 옆에 미끄럼방지 매트를 깔아 준다.

③ 둔부 밑에 방수포를 깐 후에 간이변기를 대어 준다.

④ 바지를 내린 후에 허리 아래쪽에 무릎 덮개를 덮어 준다.

⑤ 간이변기를 침대 난간과 90°가 되게 놓은 후 대상자를 앉힌다.

30. 거동이 불편한 대상자의 침상 배설을 돕는 방법으로 옳은 것은? `P 371`

① 주변을 조용하게 해 준다.

② 배변 후에 따뜻한 물티슈로 뒤에서 앞으로 닦아 준다.

③ 둔부에 약간의 수분을 남겨 피부 건조를 예방 한다.

④ 변의를 호소하면 두 번 참게 한 후 변기를 대어 준다.

⑤ 배설이 끝난것을 확인한 후에 침대 머리를 낮추고 무릎 덥게를 걷어낸다.

31. 이동변기를 사용하여 배설하는 대상자를 돕는 방법은? P 373

① 이동변기 밑에 수건을 깔아 준다.

② 대상자의 두 발이 바닥에 닿지 않게 한다.

③ 이동변기 배설물은 모아서 한꺼번에 버린다.

④ 대상자 손에 잔변이 묻어 있으면 손소독제로 닦아 준다.

⑤ 이동변기통은 세척하여 본체와 함께 서늘한 곳에 보관한다.

32. 대상자의 이동변기 사용을 돕는 방법으로 옳은 것은? P 373

① 이동변기는 하루에 한번 세척한다.

② 수치심을 일으키지 않도록 스크린을 설치해 준다.

③ 배변 중 환기를 위해 창문을 열어 둔다.

④ 대상자의 두 발이 바닥에 닿지 않게 한다.

⑤ 배설 시 조용한 환경을 만들어 준다.

33. 다음 중 이동변기 사용 돕기의 방법으로 옳은 것은? P 373

① 침대와 이동변기의 높이가 같도록 맞춘다.

② 대상자의 다리가 바닥에 닿지 않게 한다.

③ 변기는 불편한 쪽으로 45°각도로 놓는다.

④ 배설 중 환기를 위해 창문을 열어둔다.

⑤ 소리 방지를 위해 변기에 물을 채운다.

34. 왼쪽 편마비 대상자의 이동변기 사용을 돕는 방법은? P 373

① 배변하는 동안 계속 말을 건넨다.

② 변기는 8시간마다 깨끗이 세척한다.

③ 이동변기를 대상자의 왼쪽에 놓는다.

④ 이동변기의 높이를 침대보다 높게 한다.

⑤ 팔걸이와 등받이가 있는 변기를 선택한다.

35. 대상자가 이동변기에 배설할 때 돕는 방법으로 옳은 것은? P 373

① 변기통 안에 화장지를 깔아 준다.

② 배설물을 아침저녁으로 처리한다.

③ 이동변기의 높이를 침대보다 높게 한다.

④ 이동변기 옆에 미끄럼방지매트를 깔아 준다.

⑤ 두 발이 바닥에 닿지 않게 이동변기에 앉힌다.

36. 편마비 대상자의 이동변기 사용을 돕는 순서로 옳은 것은? P 373

> 가. 배설 중에 하반신을 수건으로 덮어 준다.
> 나. 커튼이나 스크린으로 가려 준다.
> 다. 침대 높이와 이동변기의 높이가 같도록 맞춘다.
> 라. 이동변기를 대상자의 건강한 쪽에 붙인다.

① 가 → 나 → 다 → 라　　　　② 나 → 다 → 라 → 가
③ 나 → 라 → 가 → 다　　　　④ 다 → 가 → 라 → 나
⑤ 라 → 나 → 가 → 다

37. 대상자가 몇 번의 실금 후 기저귀 사용을 요청할 때 대처 방법은? P 374
① 보호자와 의논하게 한다.
② 노인이 실금하는 것은 정상이라고 말한다.
③ 도뇨관을 이용하여 정기적으로 소변을 빼준다.
④ 대상자가 원하는 대로 신속하게 기저귀를 채워 준다.
⑤ 기저귀 사용보다는 배뇨 간격에 맞추어 소변을 보게 한다.

38. 기저귀 사용을 도울 때 젖은 기저귀를 빨리 새 기저귀로 갈아 주어야 하는 이유는? P 374
① 저체온증을 예방하기 위해　　　② 요실금 횟수를 줄이기 위해
③ 피부 손상을 예방하기 위해　　　④ 혈액 순환을 촉진하기 위해
⑤ 기저귀 의존성을 줄이기 위해

39. 대상자의 기저귀를 교환하는 방법으로 옳은 것은? P 375
① 물티슈로 닦고 즉시 기저귀를 채운다.
② 냄새가 새지 않게 기저귀를 단단히 조여 준다.
③ 기저귀를 교환하는 동안에 문을 열어 환기한다.
④ 허리를 들 수 있는 대상자는 옆으로 돌려 눕혀 교환한다.
⑤ 교환 전에 면 덮개를 이불 위에 덮은 후 이불만 다리 아래로 내린다.

40. 대상자의 기저귀 사용을 돕는 방법으로 옳은 것은? P 376
① 윗옷을 가슴까지 올리고 바지를 벗긴다.
② 꼬리뼈 부위에 피부발적이 있는지 살펴본다.
③ 기저귀를 교환할 때마다 시설장에게 보고한다.
④ 사용한 기저귀는 안쪽 면이 보이도록 말아서 버린다.
⑤ 허리를 들 수 없는 대상자는 똑바로 눕혀 교환한다.

41. 다음 중 대상자의 기저귀를 교환할 때 올바른 방법은? `P 376`

① 협조가 불가능한 대상자는 똑바로 누운 상태로 갈아준다.

② 협조가 가능한 대상자는 옆으로 돌려 눕혀 갈아준다.

③ 물티슈로 닦아내고 바로 기저귀를 채운다.

④ 회음부는 뒤에서 앞으로 닦아준다.

⑤ 둔부부터 꼬리뼈 부분까지 피부의 상태를 살핀다.

42. 기저귀를 사용하는 대상자를 돕는 방법으로 옳은 것은? `P 376`

① 기저귀를 하루에 세 번 교환한다.

② 둔부에 발적이 있으면 연고를 발라 준다.

③ 오염된 기저귀는 바깥 면이 보이도록 말아서 버린다.

④ 바지를 내린 후 면 덮개를 덮고 기저귀를 교환 한다.

⑤ 허리를 들 수 없으면 엎드린 채로 기저귀를 교환 한다.

43. 유치도뇨관의 소변주머니를 관리하는 방법으로 옳은 것은? `P 377`

① 소변주머니는 1일 1회 세척한다.

② 소변주머니는 허리보다 높게 위치시킨다.

③ 소변량과 소변 색깔은 2~3시간마다 확인한다.

④ 소변주머니를 비운 후 배출구는 비눗물로 세척 한다.

⑤ 하복부가 불편하다고 할 때 소변주머니를 비워 준다.

44. 유치도뇨관을 삽입한 대상자를 돕는 방법으로 옳은 것은? `P 377`

① 유치도뇨관이 방광에 고정되어 있는지 당겨서 확인한다.

② 하루에 한 번 방광을 세척한다.

③ 소변주머니는 허리보다 높은 위치에 둔다.

④ 소변이 밖으로 새는 경우 유치도뇨관을 제거한다.

⑤ 금기사항이 없는 한 수분 섭취를 권장한다.

45. 유치도뇨관을 삽입하고 있는 대상자에게 요로감염이 발생할 수 있는 상황은? `P 377`

① 매일 충분한 수분을 섭취하고 있다.

② 소변주머니가 방광보다 높은 위치에 있다.

③ 소변의 양과 색깔을 2시간마다 확인하고 있다.

④ 소변주머니가 침대 매트리스 아래쪽에 고정되어 있다.

⑤ 소변주머니를 비운 후 배출구를 잠그고 알코올 솜으로 닦고 있다.

46. 유치도뇨관을 삽입하고 있는 대상자가 방광이 팽창하여 아랫배가 아프다고 호소할 때 우선 살펴 보아야 할 것은? P 377

① 유치도뇨관이 막히거나 꼬여있는지 확인한다.

② 소변의 색깔을 확인한다.

③ 수분 섭취량을 확인한다.

④ 허리통증이 있는지 확인한다.

⑤ 소변 주머니가 새는지 확인한다.

47. 유치도뇨관을 삽입하고 있는 대상자를 돕는 방법으로 옳은 것은? P 378

① 소변주머니는 3시간마다 세척한다.

② 소변주머니는 물로 헹구어 사용한다.

③ 소변주머니의 내용물은 지정된 장소에 버린다.

④ 유치도뇨관이 빠진 경우 신속하게 끼워 넣는다.

⑤ 아랫배의 팽만감을 호소하면 소변주머니를 교체 한다.

48. 식전에 입을 헹구는 이유로 옳은 것은? P 384

① 치석제거   ② 식욕증진

③ 염증예방   ④ 위액분비 감소

⑤ 타액분비 감소

49. 침대에 누워있는 대상자의 입안 닦아내기 방법으로 옳은 것은? P 386

① 똑바로 누운 자세로 상반신을 낮춰준다.

② 마른 일회용 스폰지 브러쉬로 닦아준다.

③ 혀 안쪽과 목젖 안까지 깊숙이 닦는다.

④ 윗니와 잇몸을 닦은 후 아래쪽 잇몸과 이를 닦는다.

⑤ 건조해지지 않도록 입 주면의 물기를 닦지 않는다.

50. 대상자의 구강 청결을 돕는 방법으로 옳은 것은? P386

① 입안을 닦아낼 때는 목젖까지 닦는다.

② 일회용 스펀지에 치약을 묻혀 닦는다.

③ 대상자를 똑바로 눕힌 자세에서 닦는다.

④ 구강 점막에 염증이 있으면 구강청정제로 닦는다.

⑤ 위쪽 잇몸과 이를 닦은 후 아래쪽 잇몸과 이를 닦는다.

51. 혈액응고장애가 있는 대상자의 칫솔질을 돕는 방법으로 옳은 것은? `P 388`

① 칫솔모가 단단한 칫솔로 닦게 한다.

② 치아에서 잇몸 방향으로 칫솔질하게 한다.

③ 칫솔로 치아뿐 아니라 혀의 깊숙한 데까지 닦게 한다.

④ 치실로 음식물 찌꺼기를 제거한 후 칫솔질하게 한다.

⑤ 매 식사 후 30분 이내와 잠자기 전에 칫솔질하게 한다.

52. 대상자의 칫솔질을 돕는 방법으로 옳은 것은? `P 388`

① 잇몸에서 치아 쪽으로 닦는다.

② 머리를 뒤로 젖히고 칫솔질을 한다.

③ 치약은 칫솔모 위에 두툼하게 올린다.

④ 앞니는 칫솔모와 90°가 되게 하여 닦는다.

⑤ 치약의 청량감이 유지되도록 입안을 물로 한 번만 헹군다.

53. 대상자의 의치 관리와 사용을 돕는 방법은? `P 390`

① 의치를 뜨거운 물에 담가둔다.

② 의치를 세척한 후 끼고 자게 한다.

③ 의치를 물로 헹군 후 건조기로 말린다.

④ 의치를 뺄 때에는 아래쪽을 먼저 뺀다.

⑤ 칫솔에 의치세정제를 묻혀 의치를 닦는다.

54. 의치의 변형을 막을 수 있는 방법으로 옳은 것은? `P 391`

① 의치를 소독할 때에는 표백제에 담근다.

② 의치를 흐르는 물로 닦은 후 베타딘으로 소독 한다.

③ 의치를 주방세제로 씻은 후 뜨거운 물로 소독 한다.

④ 전체 의치인 경우 뚜껑이 있고 물이 담긴 용기에 넣어 보관한다.

⑤ 의치를 끼우기 전에 전자레인지에 1분간 데워 사용 한다.

55. 머리를 감기는 방법으로 옳은 것은? `P 392`

① 저녁 식사 후에 감긴다.

② 10℃ 정도의 물로 감긴다.

③ 머리 감기 전에 소변을 보게 한다.

④ 젖은 머리는 빗질한 후 드라이기로 말린다.

⑤ 두피 손상이 있으면 두피 보호제를 발라 준다.

56. 머리를 감기는 방법으로 옳은 것은? `P 393`

① 낮보다는 저녁 시간에 감긴다.

② 수건으로 양쪽 귀를 덮고 감긴다.

③ 목욕 의자에 앉혀 머리를 앞 쪽으로 숙이게 한다.

④ 머리를 감긴 후 면봉으로 귀 안쪽까지 닦아 준다.

⑤ 젖은 머리를 빗질한 후에 헤어드라이어로 말려 준다.

57. 상반신 마비 대상자를 침상에서 머리 감길 때 올바른 방법은? `P 394`

① 베개를 치우고 침대모서리에 어깨가 오도록 한다.

② 목욕담요를 덮고, 이불은 허리까지 접어 내린다.

③ 샴푸를 묻혀 손톱으로 마사지 한다.

④ 마른 수건으로 물기를 제거한 후 자연건조 시킨다.

⑤ 린스를 한 후 찬물로 마무리 한다.

58. 침상에서 대상자의 머리를 감기는 방법으로 옳은 것은? `P 394`

① 린스를 한 후 따뜻한 물로 헹군다.

② 손톱을 이용하여 두피를 마사지한다.

③ 두피에 염증이 있으면 두피보호제를 바른다.

④ 대상자의 어깨가 침대 모서리에 오도록 한다.

⑤ 머리를 감긴 후 남은 물기는 자연 건조 되게 한다.

59. 드라이샴푸를 사용하여 대상자의 머리를 청결하게 하는 방법으로 옳은 것은? `P 395`

① 머리를 물로 적신 후 드라이샴푸를 충분히 발라 준다.

② 드라이샴푸를 바른 후 거품이 나게 마사지한다.

③ 따뜻한 물로 머리때와 기름기를 씻어 낸다.

④ 드라이샴푸를 사용한 후 린스로 헹군다.

⑤ 젖은 수건으로 충분히 닦아 준다.

60. 드라이샴푸를 사용하여 머리를 감기는 방법으로 옳은 것은? `P 395`

① 세정제 사용 후에 린스로 헹군다.

② 세정제를 머리에 바르고 30분 후에 닦아 낸다.

③ 비누와 세정제를 2 : 1로 섞어서 사용한다.

④ 세정제는 충분히 거품을 낸 후 머리에 바른다.

⑤ 드라이샴푸 사용 후에 마른 수건으로 닦아 말려 준다.

61. 대상자의 머리카락이 엉켰을 경우 올바른 손질 방법은? `P 395`

① 세게 잡아당겨 빗질한다.

② 참빗으로 빗어 머리카락을 펴준다.

③ 머리카락 끝에서 두피 쪽으로 올려 빗는다.

④ 가족의 동의를 얻어 엉킨 머리카락을 자른다.

⑤ 물을 적신 후 당겨지지 않도록 큰 빗으로 빗긴다.

62. 대상자의 머리 손질을 돕는 방법은? `P 396`

① 손톱으로 두피를 마사지한다.

② 빗질은 두피에서 모발 끝 쪽으로 한다.

③ 두피 손상이 있으면 두피보호제를 발라준다.

④ 머리카락은 젖은 상태에서 빗으로 정돈한다.

⑤ 엉킨 머리카락은 두발세정제를 발라 빗긴다.

63. 대상자 발의 청결을 돕는 방법으로 옳은 것은? `P 397`

① 따뜻한 물에 10~15분을 담근 후 씻는다.

② 발톱을 둥근 모양으로 자른다.

③ 발톱이 살 안쪽으로 심하게 파고들었을 때는 연고를 발라준다.

④ 무좀이 있는 발은 젖은 수건으로 감싸둔다.

⑤ 무좀을 예방하기 위해 보습제는 바르지 않는다.

64. 발의 혈액 순환을 촉진하는 방법으로 옳은 것은? `P 397`

① 보습제를 듬뿍 발라 준다.

② 산성 비누로 거품을 내어 씻긴다.

③ 낮시간 동안 자외선에 노출시킨다.

④ 따뜻한 물에 15분 동안 담가 준다.

⑤ 식초물에 적신 수건으로 감싸 준다.

65. 회음부 청결을 돕는 방법은? `P 398`

① 누워서 다리를 쭉 편 상태에서 닦는다.

② 회음부에 남은 비눗물은 물휴지로 닦는다.

③ 분비물에서 냄새가 나면 좌욕을 하게 한다.

④ 회음부를 닦을 때는 전용 수건을 사용한다.

⑤ 목욕담요는 마름모꼴로 펴서 등 밑에 깔아 준다.

66. 남성 대상자의 회음부를 청결하게 하는 방법으로 옳은 것은? P 399

① 회음부를 뒤쪽에서 앞쪽으로 닦는다.

② 음경을 수건으로 잡고 겹치는 부분과 음낭의 뒷면도 잘 닦는다.

③ 둔부 밑에 변기를 넣은 다음 그 아래에 방수포를 깐다.

④ 앉아서 다리를 벌리고 무릎을 세운 상태에서 닦는다.

⑤ 목욕담요를 마름모꼴로 펴서 대상자의 무릎 아래를 덮는다.

67. 다음 중 대상자에게 면도 돕기를 할 때 올바른 방법은? P 401

① 대상자를 침상에 반듯하게 눕힌다.

② 면도 전 찬 물수건으로 덮어 둔다.

③ 면도날은 얼굴 피부와 90°각도를 유지한다.

④ 주름진 피부는 아래 방향으로 잡아당긴다.

⑤ 턱에서 귀밑 쪽으로 면도한다.

68. 면도돕기 방법으로 옳은 것은? P401 예상

① 면도크림을 바를 때는 수염이 난 방향으로 발라준다.

② 면도는 수염이 자란 반대 방향으로 실시한다.

③ 감전 위험성이 없으므로 전기면도기가 안전하다.

④ 면도 전 따뜻한 물수건으로 덮어 두어 건조함을 완화 시킨다.

⑤ 수염의 강도가 강한 부위부터 실시한다.

69. 목욕 돕기 방법으로 옳은 것은? P402 예상

① 실내 온도는 30℃ 이상을 유지한다.

② 가능한 스스로 하도록 하여 능동적인 근육운동과 이로 인한 성취감을 갖도록 한다.

③ 물의 온도는 25℃를 기준으로 하여 개인의 선호를 반영할 필요는 없다.

④ 몸씻기 시간은 40분 이상으로 한다.

⑤ 프라이버시 보호를 위해 욕실문은 잠근다.

70. 수염의 강도에 따라 면도하는 순서로 옳은 것은? P402 예상

① 볼 → 얼굴 가장자리 → 목, 입 주위 → 턱밑 → 콧수염

② 얼굴 가장자리 → 볼 → 턱밑 → 목, 입 주위 → 콧수염

③ 볼 → 얼굴 가장자리 → 턱밑 → 목, 입 주위 → 콧수염

④ 얼굴 가장자리 → 턱밑 → 목, 입 주위 → 볼 → 콧수염

⑤ 얼굴 가장자리 → 볼 → 목, 입 주위 → 턱밑 → 콧수염

71. 대상자의 목욕을 도울 때 따뜻한 물을 자주 뿌려 주는 이유는? `P 403`

① 피부 보습   ② 체온 유지

③ 각질 제거   ④ 염증 반응 감소

⑤ 호르몬 분비 촉진

72. 편마비 대상자의 통 목욕을 돕는 방법으로 옳은 것은? `P 406`

① 욕조 턱 높이와 욕조의자 높이를 같게 맞춘다.

② 실내 온도를 30~40℃로 맞춘다.

③ 통 목욕은 힘들므로 전적으로 도와준다.

④ 욕조물에 30분~1시간 정도 담근다.

⑤ 심장에서 가까운 곳부터 닦는다.

73. 통 목욕 시 대상자를 씻기는 순서로 옳은 것은? `P 406`

① 다리 → 팔 → 몸통 → 회음부   ② 다리 → 회음부 → 팔 → 몸통

③ 팔 → 회음부 → 다리 → 몸통   ④ 팔 → 몸통 → 회음부 → 다리

⑤ 회음부 → 다리 → 팔 → 몸통

74. 편마비대상자의 통 목욕을 돕는 방법으로 옳은 것은? `P 407`

① 목욕 직후 변기에 앉혀 대변을 보게 한다.

② 마비된 쪽 다리를 먼저 욕조에 넣게 한다.

③ 욕조에 있는 시간은 30~40분 정도로 한다.

④ 통목욕 시 몸통, 회음부, 다리, 팔의 순서로 닦는다.

⑤ 목욕 후 어지러움이 있는지 확인하고 물을 마시게 한다.

75. 침상목욕을 도울 때 신체부위(A)와 닦는 방향(B)이 바르게 연결된 것은? `P 409`

    (A)   (B)

① 팔   → 위팔에서 손목 쪽으로

② 유방   → 목에서 배꼽 쪽으로

③ 복부   → 배꼽을 중심으로 시계 반대 방향으로

④ 회음부 → 항문에서 요도 쪽으로

⑤ 다리   → 발끝에서 허벅지 쪽으로

76. 대상자의 침상 목욕을 도울 때 발에서 허벅지 쪽으로 닦는 이유는? `P 409`

① 욕창을 예방하기 위해

② 에너지 소모를 줄이기 위해

③ 피부건조증을 완화하기 위해

④ 관절의 변형을 예방하기 위해

⑤ 정맥 혈액을 심장 쪽으로 보내기 위해

77. 대상자의 신체 부위에 따른 목욕 방법으로 옳은 것은? P 410

① 팔은 어깨에서 손끝 방향으로 닦는다.

② 유방은 위아래로 번갈아 가며 닦는다.

③ 다리는 허벅지에서 발끝 방향으로 닦는다.

④ 둔부는 엉덩이 사이와 항문 주위를 닦는다.

⑤ 복부는 배꼽을 중심으로 시계 반대 방향으로 닦는다.

78. 침상 정리 시 주의사항으로 틀린 것은? P413 예상

① 침상 청결은 삶의 만족도를 높이지 못한다.

② 침상은 휴식과 수면을 위한 장소이다.

③ 침구는 면제품이 좋다.

④ 침구는 햇볕에 말리는 것이 좋다.

⑤ 침상은 안전하고 청결해야 한다.

79. 침상 정리 방법으로 옳은 것은? P414 예상

① 더러워진 침구는 모아서 한꺼번에 교환한다.

② 시트 중앙선이 침대 가장자리에 오도록 한다.

③ 침대 밑으로 늘어진 시트는 메트리스 위로 접어 놓는다.

④ 옆에 늘어진 시트는 그대로 늘어뜨려 놓는다.

⑤ 베개는 커버의 지퍼가 보이지 않도록 출입구 반대편 쪽으로 놓는다.

80. 옷 갈아입히기의 주의사항으로 옳은 것은? P415 예상

① 상, 하지마비 유무는 별 상관이 없다.

② 상, 하의가 분리되지 않은 것이 입히기 쉽다.

③ 신축성이 좋지 않은 것이 입히기 쉽다.

④ 겨울에는 요양보호사의 손을 따뜻하게 한다.

⑤ 편마비의 경우 불편한 쪽부터 옷을 벗고 입을 때는 건강한 쪽부터 입힌다.

81. 오른쪽 편마비 대상자에게 단추가 없는 상의를 입히는 순서로 옳은 것은? P 417

① 머리 → 왼팔 → 오른팔   ② 머리 → 오른팔 → 왼팔

③ 왼팔 → 머리 → 오른팔   ④ 왼팔 → 오른팔 → 머리

⑤ 오른팔 → 머리 → 왼팔

82. 편마비 대상자의 하의를 갈아입힐 때 벗기는 순서로 옳은 것은? `P 418`

> 가. 두 팔과 두 발을 바닥에 지지하고 엉덩이를 들어 올리게 한다.
> 나. 마비된 쪽을 벗긴다.
> 다. 건강한 쪽을 벗긴다.
> 라. 두 다리를 모아 무릎을 세운다.

① 라 → 가 → 나 → 다   ② 라 → 가 → 다 → 나
③ 다 → 라 → 가 → 나   ④ 다 → 가 → 라 → 나
⑤ 나 → 라 → 가 → 다

83. 왼쪽 편마비대상자의 바지를 갈아입힐 때 먼저 벗기는 쪽(A)과 먼저 입히는 쪽(B)으로 옳은 것은? `P 418`

	A	B
①	왼쪽	왼쪽
②	왼쪽	오른쪽
③	오른쪽	왼쪽
④	오른쪽	오른쪽
⑤	양쪽 동시에	오른쪽

84. 넘어져 혼자 일어서지 못하는 대상자를 일으켜 세울 때 요양보호사의 자세로 옳은 것은? `P 426`

① 발을 모으고 서서 균형을 잡는다.
② 순간적인 빠른 동작으로 일으킨다.
③ 허리를 굽혀 척추의 안정성을 높인다.
④ 한쪽 다리에 체중을 실어서 일으킨다.
⑤ 한 발을 다른 발보다 약간 앞에 두어 지지면을 넓힌다.

85. 다음 그림과 같이 누워서 엉덩이를 들어 올리는 근력 운동의 효과는? `P 427`

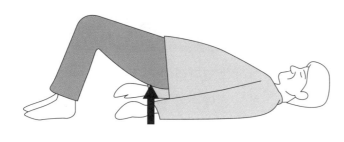

① 부종을 예방한다.
② 낙상을 예방한다.
③ 목 통증을 예방한다.
④ 호흡부전을 예방한다.
⑤ 관절 변형을 예방한다.

86. 편마비 대상자를 옆으로 돌려 눕히는 방법으로 옳은 것은? P 428

① 허리-등-얼굴의 순서대로 돌려 눕힌다.

② 요양보호사는 돌려 눕히려는 반대쪽에 선다.

③ 대상자의 양쪽 어깨를 잡고 돌린다.

④ 돌려 눕히는 앞쪽에서 팔과 무릎을 잡고 돌려 눕힌다.

⑤ 돌려 눕히는 앞쪽에서 어깨와 엉덩이를 잡고 돌려 눕힌다.

87. 대상자를 옆으로 눕혔을 때 안정되고 편안한 자세는? P 428

① 엉덩관절과 척추관절을 편 자세

② 엉덩관절과 무릎관절을 편 자세

③ 엉덩관절과 무릎관절을 굽힌 자세

④ 엉덩관절은 굽히고, 무릎관절은 편 자세

⑤ 엉덩관절은 펴고, 무릎관절은 굽힌 자세

88. 다음 중 오른쪽 편마비 대상자를 침상에서 일으켜 앉히려고 할 때 옳지 않은 방법은?

P 429

① 요양보호사는 대상자의 건강한 쪽에 선다.

② 대상자의 양쪽 무릎을 굽힌다.

③ 요양보호사의 팔을 대상자 목밑에 넣어 등과 어깨를 지지하고 반대손은 엉덩이부분을 지지하여 일으킨다.

④ 대상자의 마비된 손을 가슴위에 올려 놓는다.

⑤ 대상자는 마비된 손을 짚고 일어나도록 한다.

89. 그림과 같이 엎드린 대상자를 베개와 타월로 지지하는 이유는? P433

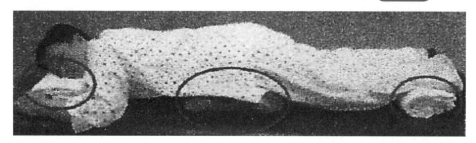

① 척추 측만증 감소　　　　② 허리와 넙다리의 긴장 완화

③ 무릎관절 구축 예방　　　　④ 전신 혈액순환 증진

⑤ 다리근육 근력 강화

90. 대상자의 아래 증상을 완화시킬 수 있는 자세로 옳은 것은? P 433

> • 등의 근육 긴장으로 통증 발생
> • 등, 어깨, 엉덩이 욕창 발생

① 엎드린 자세   ② 서있는 자세
③ 앉은 자세   ④ 바로 누운 자세
⑤ 옆으로 누운 자세

91. 다음 그림과 같은 휠체어를 사용할 때 대상자의 다리 길이에 맞게 조절하여야 하는 것은?

P 438

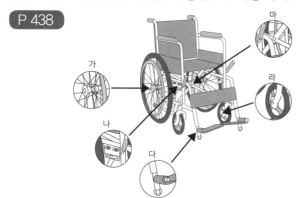

① 가
② 나
③ 다
④ 라
⑤ 마

92. 휠체어를 타고 엘리베이터 타고 내리는 방법은? P 439

① 뒤로 들어가서 앞으로 내린다.
② 앞으로 들어가서 뒤로 내린다.
③ 앞으로 들어가서 앞으로 내린다.
④ 뒤로 들어가서 뒤오 내린다.
⑤ 요양보호사 임의로 한다.

93. 침대에 걸터앉아 있는 오른쪽 편마비대상자를 휠체어로 이동시키는 순서로 옳은 것은?

P 441

> 가. 대상자를 휠체어에 옮겨 깊숙이 앉힌다.
> 나. 휠체어 발 받침대를 펴서 발을 올려 준다.
> 다. 대상자의 왼손으로 휠체어 팔걸이를 잡게 한다.
> 라. 휠체어를 대상자의 침대 왼쪽에 30°~45° 각도가 되게 놓는다.

① 가 → 다 → 나 → 라   ② 나 → 가 → 다 → 라
③ 다 → 라 → 나 → 가   ④ 라 → 나 → 가 → 다
⑤ 라 → 다 → 가 → 나

94. 편마비 대상자를 휠체어에서 방바닥으로 이동시키는 순서로 옳은 것은? `P 444`

> 가. 건강한 손으로 바닥을 짚게 한다.
> 나. 대상자의 마비 측 어깨와 몸통을 부축해준다.
> 다. 건강한 다리에 힘을 주어 바닥에 내려앉게한다.
> 라. 휠체어의 잠금 장치를 잠그고 발 받침대를 올려 발을 바닥에 내린다.

① 나 → 가 → 라 → 다　　② 나 → 다 → 라 → 가
③ 라 → 가 → 나 → 다　　④ 라 → 나 → 가 → 다
⑤ 라 → 다 → 나 → 가

95. 대상자를 휠체어에서 자동차로 이동시키는 순서로 옳은 것은? `P 446`

> 가. 휠체어를 자동차와 비스듬하게 되도록 놓는다.
> 나. 대상자의 엉덩이를 휠체어 앞쪽으로 이동시켜 두 발이 지면에 닿게 내려놓는다.
> 다. 요양보호사의 무릎으로 대상자의 마비 쪽 무 릎을 지지하면서 일으켜 대상자 엉덩이 부터 자동차 시트에 앉힌다.
> 라. 휠체어의 잠금장치를 고정한다.
> 마. 대상자의 엉덩이를 좌우로 이동시켜 자동차 시트에 깊숙이 앉게 한다.

① 가 → 나 → 다 → 라 → 마　　② 가 → 나 → 라 → 다 → 마
③ 가 → 다 → 나 → 라 → 마　　④ 가 → 라 → 나 → 다 → 마
⑤ 가 → 라 → 다 → 나 → 마

96. 편마비 대상자를 휠체어에서 자동차로 이동 시 올바른 방법은? `P 446`
① 휠체어를 자동차 문 정면으로 놓는다.
② 엉덩이부터 자동차 시트에 앉힌다.
③ 마비측 다리부터 자동차 안으로 올려 놓는다.
④ 요양보호사의 무릎으로 대상자의 건강한 무릎을 지지해준다.
⑤ 휠체어의 잠금 장치를 열고 대상자의 양 발을 바닥에 내려 놓는다.

97. 왼쪽 편마비대상자가 지팡이를 사용하여 계단을 내려가는 순서로 옳은 것은? `P 454`
① 지팡이 → 왼쪽 다리 → 오른쪽 다리
② 지팡이 → 오른쪽 다리 → 왼쪽 다리
③ 왼쪽 다리 → 지팡이 → 오른쪽 다리
④ 왼쪽 다리 → 오른쪽 다리 → 지팡이
⑤ 오른쪽 다리 → 지팡이 → 왼쪽 다리

98. 노인장기요양보험 급여 복지용구 중 대여 품목에 해당하는 것은? P 459

① 지팡이   ② 수동침대

③ 이동변기   ④ 목욕의자

⑤ 성인용 보행기

99. 소변기 사용하기가 적합하지 않은 대상자는? P462 예상

① 배뇨 후 곧장 처리할 수 있는 경우

② 요의가 확실한 경우

③ 시간에 따라 배뇨를 할 수 있는 사람으로 화장실에 갈 수 없는 경우

④ 질병으로 소변기가 필요한 경우

⑤ 장기간 대고 있어야 하는 경우

100. 요실금 팬티 사용 시 옳은 것은? P463 예상

① 세탁이 자주 불가능한 사람은 금기다.

② 1회용으로 세탁이 필요없다.

③ 기저귀를 사용하고 싶은 사람에게 적합하다.

④ 흡수 소재 부착형은 흡수량이 많은 사람에게 사용한다.

⑤ 흘림량이 500ml 미만인 사람은 금기다.

101. 휠체어 사용시 올바른 것은? P467 예상

① 타고 내릴 때는 잠금장치가 열려 있어야 한다.

② 휠체어는 편상태에서 보관한다.

③ 잠금장치가 고정되지 않을 때는 타이어 공기압을 확인한다.

④ 타이어 적정공기압은 엄지손가락으로 눌렀을 때 5cm가 들어가는 상태이다.

⑤ 잠금장치는 보통 3단으로 나뉘어 있는데 2단 잠금장치는 경사로를 올라갈 때 사용한다.

102. 보행보조차(실버카)를 안전하게 사용할 수 있는 대상자는? P469 예상

① 하체에 힘이 없어 보행이 어려운 대상자

② 어느 정도 균형감각과 보행능력이 있는 대상자

③ 뇌졸중으로 오른쪽 편마비가 있는 대상자

④ 손잡이에 체중을 실어야 하는 대상자

⑤ 이동 중 보행보조차에 기대어 쉬어야 하는 대상자

103. 지팡이 사용 시 고려사항으로 옳은 것은? P471 예상

① 지팡이를 사용하는 반대 쪽의 새끼발가락으로부터 15cm 지점에 놓는다.

② 지팡이 길이는 바닥면에서 신체의 큰돌기까지 맞춘다.

③ 등이 굽어있는 대상자는 걷는 자세나 사용법을 요양보호사와 상담한다.

④ 지팡이로 바닥을 짚은 상태에서 팔꿈치가 45° 구부려져야 한다.

⑤ 강도면에서 굽힌 자세의 짧은 길이보다 표준적인 길이로 조정한다.

104. 신체와 체중지지, 균형보조, 보행패턴의 보조 등을 목적으로 사용하는 복지 용구는?
P471 예상

① 성인용 보행기 ② 안전 손잡이

③ 휠체어 ④ 경사로

⑤ 지팡이

105. 다음 그림과 같은 자세 변환용 복지 용구를 선택할 때 고려 사항으로 옳은 것은? P483
예상

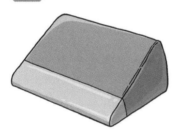

① 쿠션의 재질은 딱딱해야 한다.

② 커버는 분리하여 세척할 수 있어야 한다.

③ 지퍼는 잘 보이도록 노출되어 있어야 한다.

④ 커버는 소독할 수 있고 변색이 잘되어야 한다.

⑤ 자세를 쉽게 바꿀 수 있도록 표면이 미끄러워야 한다.

정 답

1. ②	2. ④	3. ①	4. ③	5. ⑤	6. ①	7. ③	8. ③	9. ①
10. ⑤	11. ⑤	12. ④	13. ③	14. ③	15. ⑤	16. ①	17. ②	18. ④
19. ⑤	20. ③	21. ④	22. ④	23. ①	24. ⑤	25. ③	26. ①	27. ②
28. ②	29. ③	30. ⑤	31. ⑤	32. ②	33. ①	34. ⑤	35. ①	36. ②
37. ⑤	38. ③	39. ⑤	40. ②	41. ⑤	42. ③	43. ③	44. ⑤	45. ②
46. ①	47. ③	48. ②	49. ④	50. ⑤	51. ⑤	52. ①	53. ⑤	54. ④
55. ③	56. ③	57. ②	58. ①	59. ②	60. ⑤	61. ⑤	62. ②	63. ①
64. ④	65. ④	66. ②	67. ④	68. ④	69. ②	70. ①	71. ②	72. ①
73. ①	74. ⑤	75. ⑤	76. ⑤	77. ④	78. ①	79. ⑤	80. ④	81. ⑤
82. ②	83. ③	84. ⑤	85. ②	86. ⑤	87. ③	88. ⑤	89. ②	90. ①
91. ③	92. ①	93. ⑤	94. ④	95. ④	96. ②	97. ①	98. ②	99. ⑤
100. ①	101. ③	102. ②	103. ②	104. ⑤	105. ②			

11장 가사 및 일상생활 지원

01. 일상생활 기본 원칙으로 옳은 것은? P498 예상

① 요양보호사의 판단으로 결정한다.

② 요양보호사가 전적으로 돕는다

③ 요양보호사의 생활방식과 가치관을 우선한다.

④ 대상자의 특성과 욕구를 파악하여 서비스를 제공한다.

⑤ 인지능력이 없는 대상자도 반드시 설명하고 동의를 구한다.

02. 대상자 가족이 정해진 요양보호 시간 외에 추가 서비스를 요청할 때 대처방법은? P 502

① 기관장에게 보고한다. ② 다른 기관에 연계한다.

③ 고민해 보겠다고 말한다. ④ 친한 동료에게 부탁한다.

⑤ 가족의 요구를 들어준다.

03. 장기요양급여 제공의 기본원칙으로 옳은 것은? P506 예상

① 노인 등 자신의 의사와 능력에 관계없이 최대한 제공한다.

② 노인 등 심신상태, 생활환경과 노인 등 가족의 욕구를 모두 제공한다.

③ 노인 등 심신상태 등의 악화에는 관여하지 않는다.

④ 노인 등의 가족과 생활하면서 가정에서 장기요양을 받는 재가급여를 우선적으로 제공한다.

⑤ 노인 등의 건강 등이 악화되도 의료서비스와 연계하여 제공하지 않는다.

04. 요양보호사의 방문요양 시 올바른 서비스 제공은? P502 예상

① 급여제공계획에 따르며 필요한 서비스를 제공하되 욕구는 고려하지 않는다.

② 수급자가 할 수 있는 일도 모두 해결해 준다.

③ 일생생활지원만 정성껏 지원하고 다른 지원은 하지 않는다.

④ 서비스제공 중이라도 휴식과 스트레팅을 실시한다.

⑤ 수갑자나 가족의 부당한 요구라도 가능한 범위에서 제공한다.

05. 대상자의 식사관리의 원칙으로 올바른 것은? `P505` 예상

① 한꺼번에 많이 섭취하는 것이 좋으며 고칼로리 지방 식품을 제공한다.
② 건강 체중을 유지하기 위해 많은 양을 제공한다.
③ 딱딱한 식재료는 부드럽게 조리하고 크기를 크게 하여 제공한다.
④ 국물이 없게 재료가 수분이 없도록 조리한다.
⑤ 다양한 향신료를 사용하여 조리한다.

06. 식욕부진으로 영양결핍이 우려되는 대상자를 돕는 방법은? `P 505`

① 먹고 싶어 할 때까지 기다린다.
② 식전에 탄산음료를 제공한다.
③ 수프, 두유 등의 간식을 제공한다.
④ 한 번에 많은 양의 음식을 제공한다.
⑤ 젓갈 등 염장식품을 자주 제공한다.

07. 노인의 식사관리 시 섭취 기준이 옳은 것은? `P506-507` 예상

① 탄수화물은 전체 섭취의 55~60%를 섭취한다
② 지질로 전체 에너지의 10~15%를 섭취한다
③ 탄수화물은 1g당 9Kcal의 열량을 낸다
④ 비타민과 무기질은 필요량을 충분히 섭취해야 하므로 보충제는 과량 복용해도 좋다
⑤ 소화능력 감소로 한 번에 양을 섭취하지 못하는 경우에도 간식은 제공하지 않는다

08. 다음은 식품 구성에 대한 설명이다. 옳은 것은? `P509` 예상

① 다양한 식품 섭취를 통한 균형 잡힌 식사를 한다.
② 수분섭취의 중요성을 인식하고 수분섭취를 제한한다.
③ 노인에게 부족한 영양소는 탄수화물이다.
④ 일반인의 영양섭취 기준보다 더 많은 양의 식사를 제공한다.
⑤ 6개 식품군의 권장 식사 패턴의 섭취횟수와 상관없이 식사를 제공한다.

09. 식재료 구매 시 장보기의 수칙 중 가장 먼저 해야 될 것은? `P517` 예상

① 필요한 식재료의 종류와 양을 결정하여 구매 목록을 만든다.
② 식재료 구매 시 영양표시를 확인한다.
③ 품목별로 구매 장소를 결정한다.
④ 대상자와 구매 목록에 대해 상의한다.
⑤ 식단을 작성한다.

10. 대상자 음식 조리 방법으로 옳은 것은? P519 예상

① 시금치 등을 데쳐서 들기름을 넣어 무치면 지용성 비타민 섭취에 도움이 된다.
② 튀기기는 고온에서 장시간 조리한다.
③ 볶기는 저온에서 단시간 조리한다.
④ 삶기는 저온의 물에 식품을 넣어 가열하는 방법이다.
⑤ 굽기는 기름을 사용하여 빠른 시간으로 조리한다.

11. 당뇨병 대상자의 혈당 관리에 도움이 되는 혈당 지수가 낮은 식품은? P 521

① 보리밥   ② 감자
③ 수박   ④ 식빵
⑤ 흰밥

12. 고혈압 대상자에게 제공할 수 있는 저염 조리음식은? P 523

① 간장에 재운 깻잎장아찌   ② 묵은지를 넣은 부대찌개
③ 카레가루를 입혀 구운 삼치   ④ 우렁이를 넣고 끓인 강된장
⑤ 고추장으로 버무린 오이지무침

13. 씹기장애가 있는 대상자의 식사를 돕는 방법은? P 524

① 큰 숟가락을 사용하여 먹게 한다.
② 앉은 자세에서 턱을 들고 씹게 한다.
③ 식사 후 2~3시간 정도 앉아 있게 한다.
④ 익힌 채소보다 신선한 생채소를 먹게 한다.
⑤ 과일의 과육을 숟가락으로 긁어 먹게 한다.

14. 고혈압 대상자의 식단으로 옳은 것은? P524 예상

① 방울토마토, 소시지   ② 소금에 절인 젓갈, 잡곡밥
③ 통조림, 커피   ④ 계란찜, 보리밥
⑤ 마늘장아치, 보리밥

15. 변비가 있는 대상자가 섭취해야 할 음식으로 옳은 것은? P526 예상

① 섬유소와 수분이 부족한 음식   ② 지방과 설탕이 과다한 음식
③ 자극성이 강한 조미료   ④ 커피, 콜라, 홍차, 녹차
⑤ 해조류

16. 바른 영양섭취를 돕는 방법으로 옳은 것은? P 527

① 고혈압 치료를 위해 고열량 식사를 한다.
② 칼슘 섭취를 위해 비타민D를 섭취한다.
③ 단백질 섭취를 위해 과일, 버섯, 해조류를 먹는다.
④ 콜레스테롤을 제한하기 위해 유제품과 콩을 제거한다.
⑤ 염분을 줄이기 위해 소금을 빼고 간장, 된장을 충분히 넣는다.

17. 식중독 예방 6대 수칙이 아닌 것은? P528 예상

① 손씻기.
② 충분히 익혀 먹기.
③ 자연수 먹기
④ 세척 · 소독하기
⑤ 보관온도 지키기

18. 재가대상자의 식재료를 관리할 때 식중독 발생 우려가 높은 경우는? P 529

① 두부를 냉장 보관 한다.
② 조개류를 냉동 보관 한다.
③ 냉동된 육류를 전자레인지로 해동시킨다.
④ 개봉 후 남은 생선 통조림은 랩을 씌워 냉장 보관 한다.
⑤ 조리된 식품을 먹기 전에 뜨겁게 데운다.

19. 다음 조리도구 중 도마와 칼이 1개밖에 없는 경우에 식재료 손질 순서로 옳은 것은? P529 예상

ㄱ) 채소	ㄴ) 과일	ㄷ) 생선류
ㄹ) 닭고기	ㅁ) 육류	

① ㄱ－ㄴ－ㄷ－ㄹ－ㅁ
② ㄱ－ㄴ－ㅁ－ㄷ－ㄹ
③ ㄱ－ㄴ－ㄹ－ㅁ－ㄷ
④ ㄴ－ㄱ－ㄷ－ㅁ－ㄹ
⑤ ㄴ－ㄱ－ㄷ－ㄹ－ㅁ

20. 식품의 위생관리에 대한 다음 내용 중 옳은 것은? P531 예상

① 두부, 어묵, 우유는 냉동 보관한다.
② 유통기간이 지난 식품의 경우 빨리 섭취한다.
③ 보관된 냉동식품을 해동시켰을 경우 다시 냉동시킨다.
④ 부패나 변질된 음식은 대상자에게 설명하고 즉시 폐기하도록 한다.
⑤ 뚜껑 또는 포장을 개봉한 식품이 남았을 경우 버린다.

21. 안전한 식품 보관 방법 중 옳은 것은? P531 예상

① 식품은 무조건 냉장, 냉동 보관한다.

② 유통기한이 지난 것은 끓여서 먹게 한다.

③ 생선은 내장째로 보관한다.

④ 남은 음식은 밀봉하여 즉시 냉장 또는 냉동보관 한다.

⑤ 냉동식품은 미리 꺼내 실온에서 보관한다.

22. 안전한 조리 방법으로 옳은 것은? P534 예상

① 채소나 과일을 물이나 베이킹소다 식초 등으로 세척하면 식중독 위험이 없다.

② 냉동식품은 해동 과정 중에는 식중독균의 증식은 안된다.

③ 냉동식품을 해동할 때 식품 양에 따라 사용 12~24시간 이전에 냉장실로 옮긴다.

④ 급하게 해동할 경우 흐르는 뜨거운 물에서 해동한다.

⑤ 냉동 채소나 만두 등은 냉동 상태에서 조리와 해동을 함께하지 않는다.

23. 주방 식기나 도구 세척 시 올바른 방법은? P535 예상

① 수분이 있어도 그대로 보관한다.

② 기름은 배수구에 부어서 버린다.

③ 되도록 세정제는 사용하지 않는다,

④ 흐르는 물로 헹군다.

⑤ 여름에는 온도와 습도가 낮아 식중독 발생 위험이 높다.

24. 재가대상자의 식기 및 주방을 위생적으로 관리하는 방법으로 옳은 것은? P 535

① 세척한 식기는 젖은 채로 포개어 보관한다.

② 음식물이 많이 묻어 있는 식기부터 설거지한다.

③ 그물 모양 수세미보다 스펀지로 된 수세미를 사용 한다.

④ 유리그릇은 뜨거운 상태에서 찬물에 담가 열을 식힌다.

⑤ 냉장고 선반과 서랍은 식재료 간 교차오염이 일어나지 않게 정리한다.

25. 변실금으로 오염된 대상자의 속옷을 세탁하는 방법으로 옳은 것은? P 538

① 뚜껑을 열고 삶는다.

② 본세탁 전에 애벌빨래를 한다.

③ 오염된 부위는 아세톤으로 세탁한다.

④ 얼룩을 제거하고 표백제에 오래 담가 둔다.

⑤ 붕산수에 담갔다가 여러 번 헹구어 건조한다.

26. 대상자의 침구를 관리하는 방법으로 옳은 것은?　P 540

① 푹신한 매트리스를 사용한다.　② 오리털 이불은 햇볕에 말린다.

③ 재봉선이 없는 시트를 사용한다.　④ 습기를 흡수하는 베갯속을 사용한다.

⑤ 침대 커버는 한 달에 한 번 세탁한다.

27. 다음 중 침구류의 선택 방법으로 옳은 것은?　P 540

① 이불은 두껍고 무거운 것이 좋다.

② 이불 커버는 때가 안 보이는 유채색이 면제품이 좋다.

③ 요는 가볍고 부드러운 것이 좋다.

④ 시트는 옅은 색의 면제품이 좋다.

⑤ 베개는 습기와 열을 흡수하는 것이 좋다.

28. 다음 중 올바른 세탁 방법은?　P 541

① 수선이 필요한 경우 세탁 후 수선한다.

② 세탁물에 실금, 하혈이 있으면 재빨리 세탁한다.

③ 면직물 속옷은 삶기 전에 먼저 세탁한다.

④ 얼룩이 묻은 옷은 전체 세탁을 한 후 얼룩을 제거한다.

⑤ 혈흔이 묻은 옷은 뜨거운 물에 세탁한다.

29. 대상자 옷을 세탁하는 방법으로 옳은 것은?　P 543

① 삶을 때 뚜껑을 닫고 삶는다.

② 피 묻은 옷은 뜨거운 물로 세탁한다.

③ 커피얼룩이 묻은 스웨터는 삶아서 빤다.

④ 기름얼룩은 벤젠으로 제거한다.

⑤ 옷이 푹 잠기도록 비눗물을 넣어서 삶는다.

30. 다음의 표시 방법으로 건조해야 하는 세탁물은?　P 544

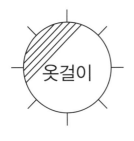

① 이불

② 청바지

③ 면 티셔츠

④ 니트 목도리

⑤ 꽃무늬 블라우스

31. 방충제를 넣어 보관해야 하는 의류는? P 546

① 비닐 모자
② 나일론 양말
③ 합성섬유 바지
④ 견섬유 블라우스
⑤ 폴리에스테르 티셔츠

32. 재가대상자와 외출할 때 동행하는 방법으로 옳은 것은? P 546

① 함께 걸을 때 보폭을 넓게 하여 이동한다.
② 계단 끝까지 빠르게 이동한 후 쉬게 한다.
③ 외출이 만족스러웠는지 가족에게 확인한다.
④ 차량 이용 시 요양보호사가 먼저 탑승한다.
⑤ 대상자의 건강상태를 고려하여 외출계획을 조정한다.

33. 대상자가 외출할 때 동행하는 방법으로 옳은 것은? P 547

① 보호자의 자가용을 운전하여 이동한다.
② 장기요양인정서와 주민등록등본을 준비한다.
③ 외출 중에 요양보호사의 사적인 일을 처리한다.
④ 걸을 때 보폭을 크게 하여 신속히 이동하게 한다.
⑤ 대상자의 신체 상태를 고려하여 이동보조기구를 준비한다.

34. 재가대상자에게 병원동행서비스를 제공할 때 지켜야 할 원칙은? P 547

① 요양보호사의 차량을 이용한다.
② 평소 이용하던 이동보조기구의 사용을 제한한다.
③ 대상자가 이용하는 병원과 복약상태를 미리 확인 한다.
④ 요양보호사의 일정에 맞춰 병원방문 날짜를 조정 한다.
⑤ 진료 결과로 알게 된 대상자의 상태를 기관장에게 비밀로 한다.

35. 재가대상자의 병원 진료를 위해 동행하는 방법으로 옳은 것은? P547

① 보호자의 자가용을 운전하여 이동한다.
② 대상자의 귀중품은 소지하고 가게 한다.
③ 대상자에게 필요한 경비를 미리 확인한다.
④ 요양보호사가 이용하는 병원으로 안내한다.
⑤ 진료 당일에는 복용하던 약을 중단하게 한다.

36. 외출동행 및 일상업무 대행 방법으로 옳은 것은? `P548` 예상

① 시설장에게 진행과정을 실시간 보고한다.

② 보호자는 대행자료를 정확히 확인한다.

③ 대상자의 개인 소지품을 분실하지 않도록 한다.

④ 업무대행 중 요양보호사는 자신의 사적인 업무를 병행해도 좋다.

⑤ 대행 후 보호자에게 업무대행이 만족스러웠는지 확인한다.

37. 쾌적하고 안전한 환경조성을 위한 방법으로 옳은 것은? `P551`

① 배설물을 치울때는 배설물이 잘 보이도록 간접조명을 유지한다.

② 습도는 20%를 유지한다.

③ 계단 높낮이 확인을 위하여 조명을 눈높이에 켜둔다.

④ 직사광선은 커튼, 블라인드 등을 적절히 사용한다.

⑤ 야간에는 완전 소등한다.

38. 다음 설명은 쾌적한 환경 유지 중 어디에 해당하는가? `P551` 예상

> • 40~60%가 적당하다.
> • 여름에는 제습기, 겨울에는 가습기를 사용한다.

① 온도

② 채광

③ 조명

④ 소음

⑤ 습도

39. 다음 설명은 치매노인의 환경지원 지침영역 중 어디에 해당하는가? `P552` 예상

> • 대상자의 시간, 장소, 사람에 대한 인지기능 저하를 보완하는 환경지원

① 기능적인 능력 지원

② 생활의 지속성을 위한 지원

③ 자기 선택을 위한 지원

④ 지남력 지원

⑤ 사생활 확보를 위한 지원

정답

1. ④	2. ①	3. ④	4. ④	5. ⑤	6. ③	7. ①	8. ①	9. ⑤
10. ①	11. ①	12. ③	13. ⑤	14. ④	15. ⑤	16. ②	17. ③	18. ④
19. ②	20. ④	21. ④	22. ③	23. ④	24. ⑤	25. ②	26. ③	27. ④
28. ③	29. ①	30. ⑤	31. ④	32. ⑤	33. ⑤	34. ③	35. ③	36. ③
37. ④	38. ⑤	39. ④						

04 상황별 요양보호 기술

12장. 치매 요양보호

01. 치매대상자 가족이 느끼는 부담의 종류가 아닌 것은? P559 예상

① 정서적 부담
② 신체적 부담
③ 시간적 제약의 부담
④ 부양의 부담감 감소
⑤ 경제적 부담

02. 치매 가족과의 의사소통 기법으로 옳은 것은? P562 예상

① 공감 한다.
② 관심은 치매 가족에게 부담이 된다.
③ 조언 및 정보는 전달할 필요가 없다.
④ 너− 메시지 전달법으로 의사소통한다.
⑤ 적절한 격려와 위로는 가족에게 힘이 되지 않는다.

03. 치매 대상자로 인해 가족관계의 부정적 변화로 볼 수 없는 것은? P562 예상

① 가족관계의 질의 저하
② 가족 갈등
③ 부정적 가족관계의 영향
④ 경제적 부담 감소
⑤ 시간적 제약과 사회활동의 제한

04. 치매 가족과의 의사소통 기법 중 공감에 해당하는 것은? P563 예상

① ……해서, 힘이 드셨군요.
② 고개를 끄덕이는 것은 언어적 공감 표현이다.
③ 상대방이 느끼는 심정을 알기 위해서는 그 사람의 기분을 헤아리는 것은 중요하지 않다.
④ 서운하다, 속상하다 등 구체적인 기분을 파악하는 것은 상대방을 이해하는 데 도움이 되지 않는다.
⑤ ……하니까, 힘이 드시죠.

05. 치매대상자의 약물복용을 돕는 방법은? P 566

① 인지장애 증상이 나타날 때마다 약을 제공한다.
② 약물을 복용한 후 침상에서 절대안정하게 한다.
③ 증상의 변화에 따라 약의 양을 조절하여 제공한다.
④ 약물부작용이 나타나면 메모하여 병원에 가져간다.
⑤ 복용량을 줄이고자 할 때는 기관장의 허락을 받는다.

06. 치매약 처방이 바뀐 뒤 대상자가 초조한 듯 방 안을 왔다 갔다 할 때 돕는 방법은? P 566

① 약물 용량을 줄여서 제공한다.

② 이전에 복용하던 치매약을 준다.

③ 증상을 메모하여 병원에 가지고 간다.

④ 대상자에게 부작용의 증상을 물어본다.

⑤ 약이 바뀌면 흔하게 나타나는 증상이라고 말한다.

07. 인지기능이 저하된 치매대상자의 일상생활을 돕는 방법으로 옳은 것은? P 567

① 새로운 습관을 갖도록 도와준다.

② 여가활동을 침상에서 하게 한다.

③ 가구를 바꾸어 기분전환을 돕는다.

④ 익숙한 사람과 규칙적인 생활을 하게 한다.

⑤ 할 수 있는 일을 서서히 줄여 대신해 준다.

08. 최근에 시설에 입소한 치매대상자가 자신의 방을 청소하겠다고 할 때 돕는 방법으로 옳은 것은? P 567

① 진공청소기 사용법을 가르쳐 준다.

② 방 청소는 담당 직원이 한다고 설명한다.

③ 무리하지 않는 범위 내에서 청소하게 한다.

④ 당분간 침상에서 절대 안정을 취하라고 말한다.

⑤ 청소는 낙상 위험이 있으므로 하지 말라고 한다.

09. 치매 대상자의 식사 돕기 방법으로 옳은 것은? P 569

① 음식은 한꺼번에 갈아서 제공한다.

② 손잡이가 약간 무거운 숟가락을 준다.

③ 색깔이 있는 유리그릇에 담아 제공한다.

④ TV를 켜서 즐겁게 식사하도록 한다.

⑤ 졸려 하더라도 규칙적으로 식사를 하도록 한다.

10. 치매대상자의 식사를 돕는 방법으로 옳은 것은? P 569

① 사발보다 접시를 사용한다.

② 식사 장소는 매일 변화를 준다.

③ 턱받이보다 앞치마를 하게 한다.

④ 물을 흘리면 뚜껑이 없는 컵을 사용한다.

⑤ 음식은 먹기 쉽도록 모두 섞어 제공한다.

11. 치매 대상자의 식사를 돕는 방법으로 옳은 것은? `P 569`

① 음식을 원할 때마다 제공한다.

② 색깔이 있는 유리 그릇에 담아 제공한다.

③ 소금이나 간장은 식탁 위에 놓아둔다.

④ 음식의 온도를 식사 전에 미리 확인한다.

⑤ 여러 가지 음식을 한꺼번에 내어 놓는다.

12. 치매대상자의 배설을 돕는 방법으로 옳은 것은? `P 571`

① 낮시간에 기저귀를 채워둔다.

② 식사전후에는 매번 변기에 앉혀 배변을 유도한다.

③ 단추나 벨트가 있는 바지를 입힌다.

④ 옷에 실금을 한 경우 주의를 준다.

⑤ 뒤처리 방법을 손동작으로 보여주어 스스로 처리하도록 돕는다.

13. 치매 대상자가 대소변을 잘 가렸거나 실금한 경우 대처 방법으로 옳은 것은? `P 571`

① 칭찬을 해주고 괜찮다고 말한다.

② 실금 시에는 야단을 친다.

③ 시설장이나 관리자에게 보고한다.

④ 모른 척 한다.

⑤ 실금한 경우 뒤처리를 해주고 기저귀만 채운다.

14. 요실금이 있는 치매 대상자를 돕는 방법으로 옳은 것은? `P 571`

① 수분섭취를 제한한다.

② 기저귀를 채운다.

③ 따뜻한 물 주머니를 아랫배에 대준다.

④ 낮에는 4시간, 밤에는 2시간 간격으로 배뇨하게 한다.

⑤ 허리를 구부리고 아랫배를 눌러준다.

15. 치매 대상자가 최근 들어 소변을 가리지 못할 때 돕는 방법은? `P 571`

① 지퍼가 있는 옷을 입게 한다.

② 밤에는 기저귀를 채워 준다.

③ 일정한 시간 간격으로 배뇨하게 한다.

④ 소변이 마렵다고 하면 간이변기를 대 준다.

⑤ 보호자와 유치도뇨관 삽입에 대해 의논한다.

16. 중증 치매대상자의 옷을 갈아입히는 방법으로 옳은 것은? `P 574`

① 선 자세에서 옷을 갈아입힌다.

② 단추가 달린 옷으로 갈아입힌다.

③ 스스로 옷을 갈아입도록 자리를 피해 준다.

④ 갈아입기를 거부하면 목욕 시간을 이용한다.

⑤ 겉옷이 맨 위로 오게 하여 옷을 정리해 둔다.

17. 휠체어를 이용하는 치매대상자의 환경을 안전하게 조성하는 방법은? `P 575`

① 방문은 어두운 색으로 칠한다.

② 밤에도 낮처럼 환하게 불을 켜 둔다.

③ 1층보다는 2층에 위치한 방으로 배정한다.

④ 투명한 유리 출입문을 설치하여 깨끗하게 관리 한다.

⑤ 앉은 자세에서 손이 닿게 옷걸이 높이를 조절 한다.

18. 재가 치매대상자의 안전사고를 예방하는 방법으로 옳은 것은? `P 576`

① 방문 안쪽에 잠금 장치를 설치한다.

② 야간등을 설치하는 것이 좋다.

③ 채광을 고려하여 방은 1층보다 2층에 배치한다.

④ 모기약은 쉽게 찾을 수 있도록 화장대 위에 둔다.

⑤ 노출된 온수파이프는 열전도율이 높은 것으로 감싼다.

19. 재가 치매대상자의 주거환경을 안전하게 조성하는 방법으로 옳은 것은? `P 576`

① 방 안에 큰 거울을 걸어 둔다.

② 밤에도 화장실 전등을 켜 둔다.

③ 침대는 벽에서 떨어뜨려 놓는다.

④ 난간에 어두운 색 테이프를 붙여 놓는다.

⑤ 출입이 쉽도록 둥근 모양의 문고리를 설치한다.

20. 치매대상자의 안전을 고려하여 방을 관리하는 방법으로 옳은 것은? `P 576`

① 침대 보다는 바닥에 요와 이불을 사용하도록 한다.

② 큰 유리창을 투명하게 하여 밖이 잘 보이게 한다.

③ 프라이버시를 위해 방 안에 잠금장치를 설치한다.

④ 다른 사람의 눈에 잘 띄지 않는 방으로 배정한다.

⑤ 방 안이 따뜻하도록 대상자 옆에 난로를 켜 둔다.

21. 치매대상자가 시설에서 반복적으로 "집에 언제 가요?"라고 할 때 대처 방법으로 옳은 것은? `P 578`

① 질문을 못 들은 척한다.
② 시설의 규칙을 설명한다.
③ 마당에 꽃을 보러 나가자고 한다.
④ 복잡한 일거리를 주어 집중하게 한다.
⑤ 가족을 기다릴 수 있도록 문 앞에 의자를 놓아 준다.

22. 치매대상자가 반복적으로 수건을 접었다 폈다 하며 콧노래를 할 때 대처 방법은? `P 578`

① 접고 있는 수건을 치운다.
② 콧노래를 그만하라고 한다.
③ 불필요한 행동이라고 알려 준다.
④ 중단시키지 말고 조용히 지켜 본다.
⑤ 왜 그런 행동을 반복하는지 물어본다.

23 치매 대상자가 짐을 싸다가 다시 풀어 놓는 행동을 반복할 때 대처방법은? `P 578`

① 짐을 점차 줄인다.
② 음식을 함께 만들어 보자고 말한다.
③ 그만 하라고 반복하여 말한다.
④ 멈출 때까지 그냥 둔다.
⑤ 짐을 강제로 뺏는다.

24. 치매 대상자가 밥을 먹은 직후 배가 고프다며 밥을 또 달라고 할 때 대처 방법으로 옳은 것은? `P 579`

① "어르신, 방금 드셨잖아요"
② "어르신, 많이 먹으면 살 쪄요"
③ "자꾸 드시면 소화 안되고 탈나요"
④ "어르신 배 좀 만져보세요. 볼록하잖아요"
⑤ "식사를 준비할 테니 조금만 기다리세요"

25. 치매대상자의 음식 섭취를 돕는 방법으로 옳은 것은? `P 579`

① 배회가 있는 대상자는 섭취 열량을 줄인다.
② 특정 음식을 좋아하면 계속 그 음식을 준다.
③ 배고픔을 호소할 때마다 음식을 충분히 준다.
④ 손잡이가 작고 가벼운 숟가락을 사용하게 한다.
⑤ 치매 말기에는 갈거나 으깬 걸쭉한 음식을 준다.

26. 치매대상자가 제공된 음식을 못 먹고 쳐다보고만 있을 때 대처 방법은?　P 579

① 식사할 때까지 옆에 계속 있어 준다.

② 계속 거부하면 음식을 치운다고 한다.

③ 식사하는 방법을 순서대로 가르쳐 준다.

④ 식사를 거르면 건강에 해롭다고 설명한다.

⑤ 스스로 먹을 때까지 음식을 그대로 놔둔다.

27. 방금 식사한 것을 잊어버리고 계속 음식을 요구하는 치매대상자를 돕는 방법으로 옳은 것은?

　P 580

① 요구할 때마다 음식을 제공한다.

② 먹고 난 식기를 보이는 곳에 그대로 둔다.

③ 음식을 큰 그릇에 담아 한 번에 많이 준다.

④ 치매 증상이므로 개의치 않고 용무를 본다.

⑤ 함께 식사한 다른 대상자로부터 확인을 받게 한다.

28. 치매 대상자가 금방 밥을 먹었는데 먹지 않았다고 계속 식사를 요구할 때 대처방법으로 옳은

것은?　P 580

① 못들은 척 무시한다.

② 반복해서 "식사는 하셨어요"라고 이야기한다.

③ 다른 음식을 준비해서 준다.

④ "방금 식사하셨잖아요" 하며 식기를 보여준다.

⑤ "방금 드셨는데 무슨 말씀이세요?

29. 대상자가 밤에 잠에서 깬 후 외출하려고 할 때 돕는 방법은?　P 581

① 단순한 일거리를 준다.　　　② 텔레비전을 보게 한다.

③ 요양보호사가 함께 동행한다.　　④ 운동기구로 운동을 하게 한다.

⑤ 포만감을 느낄 수 있는 음식을 먹게 한다..

30. 밤에 숙면할 수 있도록, 낮에 졸고 있는 치매대상자를 돕는 방법으로 옳은 것은?　P 581

① 실내를 어둡게 한다.　　　② 침대로 가서 눕게 한다.

③ 조용한 음악을 틀어 준다.　　④ 말을 걸어 자극을 준다.

⑤ 어깨를 흔들며 큰 소리로 깨운다.

31. 시설 치매대상자가 밤낮이 바뀌어 점심 식사 후 계속 졸고 있을 때 대처방법은? `P 581`

① 말을 걸어 자극을 준다.

② 따뜻한 우유를 제공한다.

③ 낮잠을 충분히 자게 한다.

④ 주위의 소음을 최대한 줄인다.

⑤ 말을 걸지 않고 혼자 쉬게 한다.

32. 치매 대상자가 초조한 표정으로 집안을 배회할 때 돕는 방법은? `P 581`

① 현관문을 열어둔다.

② TV를 크게 틀어 놓는다.

③ 집안의 조명 또는주변을 어둡게 한다.

④ 주위에 위험한 물건을 치운다.

⑤ 생활 공간을 제한한다.

33. 아무런 계획도 목적지도 없이 돌아다니는 치매 대상자의 문제행동 유형은? `P 581`

① 망상
② 배회

③ 건망증
④ 수면장애

⑤ 반복적 행동

34. 낮에 집 안의 여기저기를 기웃거리며 배회하고 있는 치매대상자를 돕는 방법으로 옳은 것은?

`P 581`

① 창문을 활짝 열어 둔다.

② 라디오를 크게 틀어 놓는다.

③ 커튼을 새것으로 바꿔 준다.

④ 복잡한 일거리를 제공해 준다.

⑤ 먹고 싶은 것이 있는지 확인한다.

35. 집 안에서 배회하는 치매대상자를 돕는 방법으로 옳은 것은? `P 582`

① 방을 바꾸어 준다.

② 창문을 열어 환기한다.

③ 집 안 조명을 어둡게 한다.

④ 텔레비전을 크게 켜 놓는다.

⑤ 자녀와의 추억에 대해 이야기한다.

36. 시설 치매대상자가 자신의 집으로 가겠다며 소란을 피울 때 요양보호사의 반응으로 적절한 것은? P 582

① "혼자서는 집에 못 가시잖아요."
② "저기 앉아서 텔레비전 보세요."
③ "집에 가도 이제 아무도 없어요."
④ "어르신이 나가시면 제가 원장님께 혼나요."
⑤ "아들이 모시러 올 때까지 우리 퍼즐 맞춰요."

37. 치매대상자가 딸이 오기로 했다며 밖으로 나가려고 문 앞에서 서성거릴 때 대처방법은? P 582

① "딸은 오늘 못 와요."라고 말한다.
② "딸이 언제 오기로 했어요?"라고 물어본다.
③ "어르신, 요즘 자주 그러시네요."라고 말한다.
④ "딸과 먹을 음식을 만들어요."라며 함께 식사를 준비한다.
⑤ "어르신, 우리 음악 들을까요?"라며 라디오를 크게 틀어 준다.

38. 망상이 있는 치매대상자가 다음과 같이 말할 때 대처 방법으로 옳은 것은? P 582

치매대상자: 내 밥에 농약을 넣었어! 죽을까 봐 안 먹어.
요양보호사: (   )

① "누가 넣었다고 생각하세요?"
② "그럼 지금 경찰에 신고할게요."
③ "안 넣었으니까 안심하고 드세요."
④ "왜 농약을 넣었다고 생각하세요?"
⑤ "제가 먼저 먹어 볼게요. 같이 드세요."

39. 치매대상자가 아무도 없는 창밖을 보면서 "우리 아들 왔네! 엄마가 금방 나갈게."라고 할 때 대처방법으로 옳은 것은? P 582

① "밖에는 아무도 없어요."라며 커튼을 친다.
② "아들이 보고 싶군요."라며 손을 잡아 준다.
③ "밖에 사람이 있는지 눈을 크게 뜨고 보세요."라고 말한다.
④ "기력이 없으셔서 헛것이 보이는 거예요."라며 간식을 준다.
⑤ "아들은 지금 회사에서 일하고 있어요."라며 하던 일을 계속한다.

40. 치매대상자가 자신의 반지를 누가 훔쳐 갔다며 의심할 때 대처방법은? P 583

① 반지를 함께 찾아본다.
② 반지를 찾아서 갖다준다.
③ 똑같은 반지를 사 주겠다고 다독인다.
④ 평소에 귀중품 두는 곳을 알려 달라고 한다.
⑤ 누가 반지를 가져갔다고 생각하는지 물어본다.

41. 치매 대상자가 선물로 받은 지갑을 다른 사람이 훔쳐갔다고 의심하며 화를 낼 때 대처방법은? P 583

① 함께 지갑을 찾아본다.
② 방에 다녀간 사람이 없다고 단호하게 말한다.
③ 의심되는 사람을 만나게 해준다.
④ 지갑이 없어진 것이 사실인지 물어본다.
⑤ 다시 생각해 보라고 설득한다.

42. 목욕을 시키기 위해 치매대상자의 옷을 벗기려 하자 거칠게 발버둥 칠 때 대처방법으로 옳은 것은? P 584

① 혼자서 목욕하라고 말한다.　　② 행동을 신속하게 제지한다.
③ 목욕하기 싫은 이유를 물어본다.　　④ 여러 요양보호사와 함께 목욕을 시킨다.
⑤ 목욕을 중지하고 조용한 방에서 쉬게 한다.

43. 치매대상자가 해 질 녘이 되면 신발을 신고 집에 가려고 할 때 대처 방법은? P 585

① 마당을 함께 거닐며 산책한다.
② 신발을 보이지 않는 곳에 치운다.
③ 커튼을 걷어서 저녁이 되었음을 알게 한다.
④ 조용한 거실에서 혼자 휴식을 취하게 한다.
⑤ 억제대를 사용하여 돌아다니지 못하게 한다.

44. 치매대상자가 해가 질 무렵만 되면 현관문을 흔들며 집에 가겠다고 할 때 대처 방법으로 옳은 것은? P 585

① 조용한 방에 혼자 있게 한다.
② 오늘은 늦었으니 내일 가자고 한다.
③ 가족과의 추억에 대해 이야기 나눈다.
④ 밤에는 집에 있어야 한다고 알려 준다.
⑤ 현관문이 부서질 수 있다고 주의를 준다.

45. 치매대상자가 해 질 녘만 되면 다른 대상자의 사물함에서 옷을 꺼낼 때 대처 방법으로 옳은 것은? `P 585`

① "어르신 옷을 같이 찾아봐요."라며 이끈다.

② "왜 남의 옷을 가져가세요!"라며 소리친다.

③ "옷은 내일 찾고 주무세요."라고 하며 조명을 끈다.

④ "남의 옷에 손을 대면 안 돼요."라며 옷을 정리 한다.

⑤ "자꾸 이러시면 독방으로 가셔야 해요."라며 단호 하게 말한다.

46 석양 증후군이 있는 치매 대상자를 돕는 방법으로 옳은 것은? `P 585`

① TV를 켜놓고 밝은 조명을 해준다. ② 신체적 제제를 가한다.

③ 해질녘 혼자 있게 한다. ④ 정신을 차리도록 차가운 음료수를 준다.

⑤ 낮시간에 안정을 시킨다.

47. 치매대상자가 곁에 있는 이성을 항상 만지려고 하는 성적 행동을 보일 때 대처 방법은? `P 586`

① 행동을 할 때마다 다른 방에 격리한다.

② 일시적인 행동이므로 멈출 때까지 기다린다.

③ 큰 소리로 야단을 쳐서 행동을 멈추도록 한다.

④ 행동을 멈추지 않으면 보호자에게 연락한다고 말한다.

⑤ 프로그램 진행 시 이성과 거리를 두어 좌석을 배치한다.

48. 치매대상자가 바지를 내려 성기를 노출하고 있을 때 대처 방법으로 옳은 것은? `P 586`

① "추운데 왜 옷을 벗으세요?" ② "이러시면 참 당황스러워요."

③ 당황하지 말고 옷을 입혀준다. ④ "어린아이처럼 행동하지 마세요!"

⑤ "지금 저에게 성희롱하는 거예요!"

49. 치매대상자가 반복적으로 바지 지퍼를 내리면서 요양보호사에게 올려 달라고 할 때 대처 방법은? `P 586`

① 지퍼가 없는 바지로 갈아입힌다.

② 창피를 주어 행동을 멈추게 한다.

③ 모르는 척하며 하던 일을 계속한다.

④ 계속하면 서비스를 중단하겠다고 한다.

⑤ 도와줄 수 없으니 스스로 지퍼를 올리라고 한다.

50. 겨울에 여름옷을 입고 외출하려는 치매대상자와 올바르게 의사소통한 것은? P 589

① "지금이 어떤 계절인지 알고는 계신 거예요?"
② "안돼요! 여름옷 입으면 감기에 걸려요."
③ "그 옷 입고 나가시면 제가 아드님께 혼나요. 다른 옷으로 갈아 입어요."
④ "여름옷 위에 두꺼운 외투를 껴입고 함께 나가요."
⑤ "네 원하시는 대로 여름옷을 입고 나가세요."

51. 치매대상자와 의사소통할 때에 지켜야 하는 기본 원칙으로 옳은 것은? P 590

① 톤이 높거나 큰 소리로 이야기한다.
② '네', '아니요'로 답할 수 있게 질문한다.
③ 긍정형 질문보다 부정형 질문을 한다.
④ 대화 시 여러 사람이 함께 참여하게 한다.
⑤ 과거 이야기는 피하여 현실을 지각할 수 있게 한다.

52. 치매 말기 대상자와 의사소통 하는 방법으로 옳은 것은? P 589~596

① 감정 상태를 표현할 수 있도록 돕는다.
② 이름을 부르면서 이야기를 시작한다.
③ "제가 누구인지 아십니까" 하고 확인 질문한다.
④ 대상자가 응답할 충분한 시간을 준다.
⑤ 대화의 내용을 요약, 정리하고 적절하게 고쳐서 표현한다.

53. 치매 초기단계에서 의사소통 방법으로 옳은 것은? P594 예상

① 대화의 주제가 자주 바뀐다.
② 애매모호한 내용을 이야기 한다.
③ 일관성이 없어지고 혼동이 증가한다.
④ 대화 중에 말이 끊기는 횟수가 증가한다.
⑤ 사용하는 어휘 수가 현저히 적다.

54. 치매 말기 단계에서 의사소통의 특징으로 올바른 것은? P595 예상

① 어디 사세요? → 서울에 살아요
② 오늘은 몇일인가요? → 오늘 병원 가자고?
③ 오늘 무슨 요일일까요? → 오늘 무슨 요일일까요?
④ 여기 어디인가요? → 몰라! 몰라!
⑤ 약 드셨나요? → 잘 모르겠어

55. 치매 말기 대상자와 의사소통하는 방법으로 옳은 것은? P 596

① 빠르고 명확하게 말한다.
② 대화 시 신체접촉을 피한다.
③ 대상자가 대답하지 않아도 계속해서 이야기한다.
④ 구체적인 대답을 요구하는 질문을 한다.
⑤ 전문적인 용어를 사용하여 대화한다.

56. 치매 중기 대상자와의 의사소통 방법으로 옳지 않은 것은? P596 예상

① 대상자와 눈을 마주치며 이야기를 한다.
② 대상자가 반응하지 않으면 반복하여 질문한다.
③ 대상자가 반응할 때까지 기다려 준다.
④ 같은 표현을 반복하며 질문한다.
⑤ 격려하고 칭찬한다.

57. 인지자극 훈련의 목적으로 옳지 않은 것은? P600 예상

① 삶의 질 향상
② 일상생활 능력 유지 및 향상
③ 우울감을 포함한 정신행동 증상 개선
④ 가족의 수발 부담 가중
⑤ 대상자의 전반적인 인지기능 개선

58. 경증 인지기능 장애 대상자에게 할 수 있는 인지자극 훈련으로 옳은 것은? P613
예상

① 물건 보며 과거 회상하기　　② 흩어진 낱글자로 단어 만들기
③ 악기 연주하기　　④ 선 따라 그리고 찢기
⑤ 인사말 연결하기

59. 중증 인지기능 장애 대상자의 인지 자극 훈련의 목적으로 옳은 것은? P617 예상

① 일상생활능력 장애를 개선하여 보다 타인의 도움을 늘리기 위해서
② 문제행동이나 정서 등의 문제를 증가시키기 위해서
③ 대상자의 신체적 건강을 직접적으로 파악하기 위해서
④ 규칙적인 프로그램을 통해 문제행동을 줄여주기 위해서
⑤ 현실인식 능력 약화, 사회생활 규범 유지 등을 보전향상하기 위해서

60. 중증 인지기능 장애 대상자에게 할 수 있는 인지자극 프로그램은? P621 예상

① 가정 환경 수정　　　　　　　② 물건보며 과거 회상하기

③ 여러 가지 단어 말하기　　　④ 악기연주하기

⑤ 손가락 낭독회

정답

1. ④	2. ①	3. ④	4. ①	5. ④	6. ③	7. ④	8. ③	9. ②
10. ③	11. ④	12. ⑤	13. ①	14. ⑤	15. ③	16. ④	17. ⑤	18. ②
19. ②	20. ①	21. ③	22. ④	23. ②	24. ⑤	25. ⑤	26. ③	27. ②
28. ④	29. ③	30. ④	31. ①	32. ④	33. ②	34. ⑤	35. ⑤	36. ⑤
37. ④	38. ⑤	39. ②	40. ①	41. ①	42. ⑤	43. ①	44. ③	45. ①
46. ①	47. ⑤	48. ③	49. ①	50. ④	51. ②	52. ②	53. ①	54. ③
55. ③	56. ④	57. ④	58. ①	59. ④	60. ④			

13장. 임종 요양보호

01. 다음과 같이 말하는 암 말기환자의 임종적응 단계는? `P 627`

> "어쩌다가 나에게 이렇게 무서운 일이……
> 우리 아들 결혼 때까지만 살게 해주세요."

① 부정   ② 분노

③ 타협   ④ 우울

⑤ 수용

02. 임종적응 단계 중 분노 단계에서 일반적으로 나타나는 특징은? `P 627`

① 자신의 근심과 슬픔을 표현한다.

② 상황을 체념하고 마지막을 준비한다.

③ 삶이 조금이라도 연장되기를 바란다.

④ 건강을 다시 회복할 수 있다고 믿는다.

⑤ 주변 사람들에게 불평을 하면서 관심을 끈다.

03. 임종 적응 단계 중 '타협'에 해당하는 대상자의 반응은? `P 627`

① "하필 왜 내가 죽어야 해?"

② "더 이상 살 수 없다니 너무 슬퍼."

③ "이제 소리칠 힘도 없어. 나는 지쳤어."

④ "우리 손녀가 대학 갈 때까지만 살면 좋겠어."

⑤ "아니야, 믿을 수 없어. 다른 병원에 가야겠어."

04. 임종이 임박한 시설대상자의 편안한 임종을 돕는 방법으로 옳은 것은? `P 628`

① 삽입되어 있는 튜브를 제거한다.

② 침상머리를 낮춰 반듯이 눕힌다.

③ 대상자를 조용히 혼자 있게 한다.

④ 가족에게 연락하여 병원 응급실로 옮긴다.

⑤ 대상자가 원했던 종교의 임종의식을 연결해 준다.

05. 임종을 앞둔 대상자에게 죽음이 임박하였음을 예측할 수 있는 상태는? `P629`

① 동공이 축소된다.　　　　　　② 호흡이 규칙적이다.

③ 피부가 붉고 따뜻하다.　　　　④ 근육 긴장도가 증가한다.

⑤ 대소변 실금이 나타난다.

06. 임종 시 가장 마지막까지 남아 있는 감각기관은? `P 630`

① 후각　　　　　　　　　　　　② 청각

③ 미각　　　　　　　　　　　　④ 시각

⑤ 촉각

07. 임종 대상자를 도울 때 마지막까지 남아있는 감각을 고려하여 돕는 방법으로 옳은 것은?
`P 630`

① 손을 잡아 준다.　　　　　　　② 조명을 밝게 켜 둔다.

③ 가족사진을 보여 준다.　　　　④ 좋아하는 음악을 들려준다.

⑤ 즐겨 쓰던 아로마 향을 맡게 한다.

08. 임종 대상자의 신체 변화로 옳은 것은? `P630` `예상`

① 감각기능의 저하.　　　　　　② 규칙적인 호흡.

③ 통증 저하.　　　　　　　　　④ 혈액순환 증가.

⑤ 소변량의 증가

09. 임종이 임박한 대상자의 증상으로 옳은 것은? `P 631`

① 동공이 수축된다.　　　　　　② 피부색이 점차 붉게 변한다.

③ 혈압이 올라간다.　　　　　　④ 항문이 열리고 실변을 한다.

⑤ 맥박이 빨라진다.

10. 임종 대상자의 몸이 점차 싸늘해지면서 피부의 색깔이 변할 때 올바른 대처방법은?
`P 631`

① 마사지를 해준다.　　　　　　② 손을 잡은 채 흔들어 준다.

③ 온찜질을 해준다.　　　　　　④ 전열기구를 사용하여 따뜻하게 해 준다.

⑤ 담요를 덮어준다.

11. 임종이 임박한 대상자를 돕는 방법은? P 631

① 안위를 위해 기저귀를 제거해 준다.

② 체온 유지를 위해 전기담요를 사용한다.

③ 음식이나 수분 섭취를 강요하지 않는다.

④ 대상자가 반응하지 않으면 말하지 않는다.

⑤ 숨 쉬는 것을 돕기 위해 상체를 낮춰 준다.

12. 임종이 가까운 대상자에게 나타나는 신체적 변화는? P 632

① 호흡이 규칙적이다.　　　　② 소변량이 감소한다.

③ 사지가 따뜻해진다.　　　　④ 근긴장도가 증가한다.

⑤ 잠자는 시간이 줄어든다.

13. 임종을 앞둔 대상자가 같은 동작을 반복하며 불안정한 상태를 보일 때 대처방법은?

P 632

① 진정제를 투여한다.　　　　② 큰 소리로 대화한다.

③ 옆에 머물며 손을 잡아준다.　　　④ 이마에 찬 수건을 얹어준다.

⑤ 동작을 반복하지 못하도록 억제한다.

14. 임종이 가까운 대상자가 시간과 장소를 혼동하고 사람을 알아보지 못할 때 돕는 방법은?

P 632

① 손을 잡아 흔들어 깨운다.

② 움직이지 못하게 억제한다.

③ 큰 소리로 반복하여 질문한다.

④ 대상자를 의식하지 않고 가족과 말한다.

⑤ 서비스를 제공하기 전에 요양보호사임을 알린다.

15. 임종 대상자의 가족요양보호 방법으로 옳은 것은? P 633

① 가족이 슬픔을 억제할 수 있도록 돕는다.

② 장례식에 가족과 함께 참석한다.

③ 가족과의 신체접촉을 최대한 멀리한다.

④ 가족의 감정을 적절히 표현하도록 한다.

⑤ 가족을 혼자 있게 한다.

16. 임종 대상자의 가족을 돕는 방법으로 옳은 것은? P 633

① 곧 괜찮아질 거라며 위로한다.

② 고인의 유품을 알아서 정리한다.

③ 가족의 태도와 행동을 판단하여 돕는다.

④ 가족이 스스로 감정을 표현하도록 지지한다.

⑤ 장례식장에서 가족과 함께 문상객을 맞는다.

17. 사별 전 가족 요양보호로 적절하지 못한 것은? P633 예상

① 대상자 옆에 함께 있는다.

② 가족들이 교대로 대상자 곁에 함께 있을 수 있도록 한다.

③ 대상자가 가족을 위해 최선을 다한 삶을 살았음을 알려준다.

④ 친지나 지인의 방문을 제한하여 조용히 지낼 수 있도록 한다.

⑤ 대상자가 의사소통이 가능할 때, 사진이나 동영상을 촬영하도록 한다.

18. 호스피스 · 완화의료 이용 설명으로 옳은 것은? P636 예상

① 치료가 어려운 가족을 대상으로 삶의 질을 향상 시키는 전문적인 의료서비스를 뜻한다.

② 국내에서 제공되는 호스피스 · 완화의료 서비스는 크게 입원형, 가정형으로 구분된다.

③ 연명의료결정법에 규정된 암, 후천성면역결핍증, 만성 폐쇄성 호흡기 질환, 만성 간경화 환자만이 이용할 수 있다.

④ 입원형의 경우 모든 질병이 이용, 가능하다.

⑤ 가정형은 외래진료를 보듯이 환자가 방문하는 형태이다.

19. 치료가 어려운 말기 환자를 통증 및 신체적, 영적 고통을 완화하여 삶의 질을 향상시키는 전문적인 의료서비스는? P636 예상

① 연명의료　　　　　　　　　② 보건의료

③ 호스피스 · 완화의료　　　　④ 장기요양보호

⑤ 가정간호

정답

1. ③	2. ⑤	3. ④	4. ⑤	5. ⑤	6. ②	7. ④	8. ①	9. ④
10. ⑤	11. ③	12. ②	13. ③	14. ⑤	15. ④	16. ④	17. ④	18. ③
19. ③								

14장 응급상황 대처 및 감염관리

01. 의학적 위기 상황에 대한 대처법으로 옳은 것은? P638 예상

① 상황을 판단한다.

② 응급의료를 실시한다.

③ 가족에게는 보고할 필요 없다.

④ 대상자를 살펴볼 필요는 없다.

⑤ 대상자가 말하면 호흡과 맥박을 확인할 필요가 없다.

02. 의학적 위기상황에 대한 일반적인 대응 단계는? P638~640 예상

| 가. 응급처치를 실시한다 | 나. 가족 또는 기관장에 보고한다 |
| 다. 상황을 판단한다 | 라. 대상자를 살펴본다 |

① 가 → 다 → 나 → 라

② 라 → 다 → 나 → 가

③ 다 → 가 → 나 → 라

④ 다 → 라 → 가 → 나

⑤ 가 → 라 → 다 → 나

03. 응급처치 시 파악해야 할 위기징후가 아닌 것은? P639 예상

① 피부색의 변화   ② 의식의 변화

③ 호흡 불안정   ④ 상당한 출혈

⑤ 약간의 통증

04. 화재가 일어날 위험이 큰 경우는? P 640

① 튀김요리 도중 대상자 옷을 갈아입히러 간다.

② 한 콘센트에 플러그를 여러 개 꽂아두지 않는다.

③ 성냥이나 라이터는 노인과 어린이들의 손에 닿지 않는 곳에 둔다.

④ 소화기가 비치된 곳을 알아두고 사용법을 익힌다.

⑤ 일을 마치고 떠날 때는 전기,가스 등이 꺼졌는지 확인한다.

05. 시설에서 화재가 발생하였을 때 대피하는 방법으로 옳은것은? `P 641`

① 마른 수건으로 입을 감싼다.

② 숨을 깊이 들이마시며 대피한다.

③ 화재장소의 반대 방향 비상구로 이동한다.

④ 화재가 발생한 장소의 방화문을 열어 놓는다.

⑤ 허리를 펴고 양손으로 벽을 짚으며 이동한다.

06. 시설에서 화재로 인해 유해가스가 방출되고 있을 때 대처방법으로 옳은 것은? `P 641`

① 물을 뿌려 화재를 진압한다.

② 엘리베이터를 이용해 이동한다.

③ 손수건을 이용하여 코와 입을 막는다.

④ 화재가 발생한 방의 문은 열어 놓는다.

⑤ 두 손으로 벽을 짚으며 밖으로 나간다.

07. 시설에서 화재발생 시 요양보호사의 대처방법으로 옳은 것은? `P 641`

① 바닥에 엎드려 기어 나온다.

② 화재가 발생한 쪽의 창문을 연다.

③ 119가 올 때까지 기다린다.

④ 큰불은 소화기로 진압한다.

⑤ 엘리베이터를 이용하여 신속히 대피한다.

08. 화재가 발생했을 때 소화기를 사용하는 순서로 옳은 것은? `P 641`

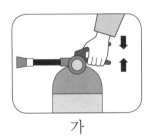 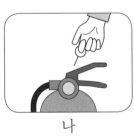 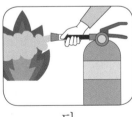 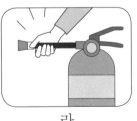

| 가 | 나 | 다 | 라 |

① 가 → 나 → 라 → 다   ② 가 → 라 → 나 → 다

③ 나 → 가 → 다 → 라   ④ 나 → 라 → 가 → 다

⑤ 라 → 가 → 나 → 다

09. 지진이 발생했을 때 대처방법은? `P 642`

① 창문을 열고 환기한다.

② 흔들리는 동안 탁자 위에 엎드린다.

③ 운동장 같은 넓은 공간으로 대피한다.

④ 흔들림이 멈추면 바로 전기를 사용한다.

⑤ 엘리베이터를 이용하여 신속히 밖으로 나간다.

10. 전기 사고를 예방하는 방법으로 옳은 것은? `P 642`

① 벗겨진 전기코드는 청테이프로 감아 사용한다.

② 하나의 콘센트에 여러 개의 전기코드를 연결한다.

③ 샤워장에 있는 콘센트에는 보호용 커버를 씌워 놓는다.

④ 콘센트에서 플러그를 뺄 때에는 전기코드를 잡고 뺀다.

⑤ 콘센트에 플러그가 꽂힌 상태로 흡인기를 세척 한다.

11. 콘센트에서 전기코드를 빼던 대상자가 감전으로 쓰러졌을 때 우선적인 대처 방법은?
`P 642`

① 인공호흡을 한다.

② 손에 화상자국이 있는지 만져 본다.

③ 전류가 차단 될 때 까지 접촉해서는 안된다.

④ 어깨를 두드려 의식 상태를 확인한다.

⑤ 대상자가 잡고 있는 전기코드를 제거한다.

12. 재가대상자의 가정에 정전이 발생했을 때 대처방법은? `P 642`

① 욕조에 물을 받아 둔다.

② 누전차단기를 즉시 교체한다.

③ 두 손으로 벽을 짚으며 밖으로 나간다.

④ 정전으로 해동된 식품은 다시 냉동한다.

⑤ 전기가 복구된 후에 가전제품 플러그를 콘센트에 하나씩 꽂는다.

13. 감염관리를 위한 표준적 예방법 중 옳지 않은 것은? `P646` **예상**

① 장갑 착용 전에는 반드시 손 씻기를 실시한다.

② 장갑을 벗은 후에는 손을 씻지 않아도 된다.

③ 혈액이나 체액이 몸에 닿았을 경우 접촉 부위를 깨끗이 닦는다.

④ 혈액, 체액, 배설물 등이 몸에 닿을 것으로 예상되면 일회용 가운을 착용한다.

⑤ 대상자가 이미 감염된 환자이면 무조건 일회용 방수성 가운을 착용한다.

14. 손 씻기의 설명으로 옳은 것은? P647 예상

① 장갑을 벗은 후에는 손 씻기를 하지 않아도 된다.

② 요양보호사가 반지나 팔찌를 착용하는 것은 손의 오염과는 관계가 없다.

③ 알코올이 함유된 손 소독제는 효과성이 입증되지 못했다.

④ 올바른 손 씻기는 감염예방을 위한 가장 효과적인 방법이다.

⑤ 비누를 사용한 손 씻기와 사용하지 않은 손 씻기는 세균 제거에 큰 차이가 없다.

15. 감염 예방을 위한 손 씻기 방법으로 옳은 것은? P 649

① 사용한 수건은 말려서 사용한다.

② 세면대에 온수를 받아 손을 씻는다.

③ 배설물을 처리한 손은 마른 휴지로 닦는다.

④ 손톱 밑은 반대편 손바닥에 문질러 닦는다.

⑤ 엄지손가락은 반대편 엄지손가락으로 문질러 씻는다.

16. 떡을 먹던 중 질식이 발생한 대상자에게 나타나는 증상은? P 655

① 배를 움켜쥐는 자세를 한다.

② 깊고 빠르게 호흡한다.

③ 구토를 심하게 한다.

④ 가슴이 두근거린다고 말한다.

⑤ 갑자기 기침을 하며 괴로운 표정을 짓는다.

17. 하임리히법에 관한 설명으로 옳은 것은? P 655

① 천천히 심호흡을 하도록 유도한다.

② 등 두드리기와 복부 밀어내기를 30 : 2로 한다.

③ 머리를 뒤로 젖히고 턱을 들어 올리게 한다.

④ 음식물이 보이지 않으면 손가락을 입에 넣어 음식물을 찾는다.

⑤ 대상자를 뒤에서 안아 복부의 윗부분을 후 상방으로 밀어 올린다.

18. 다음 그림은 어떤 경우에 하는 것인가? P 655

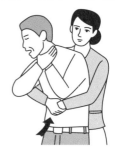

① 경련

② 질식

③ 열사병

④ 호흡곤란

⑤ 변비

19. 계단에서 넘어진 대상자가 오른쪽 팔에 통증을 호소하며 부종과 출혈이 관찰될 때 응급처치 방법은? `P 657`

① 진통제를 제공한다.

② 팔을 잡아 움직여 본다.

③ 통증 부위를 마사지한다.

④ 부종 부위에 온찜질을 한다.

⑤ 출혈 부위에 멸균거즈를 대고 지혈한다.

20. 대상자의 손목에 상처로 인한 출혈이 있을 때 응급처치로 옳은 것은? `P 657`

① 손목을 심장 보다 낮은 곳에 둔다.

② 멸균거즈를 이용하여 손목을 직접 압박한다.

③ 손목을 흐르는 물에 깨끗이 씻는다.

④ 손가락으로 출혈부위를 압박한다.

⑤ 압박붕대로 손목을 꽉 조여 지혈시킨다.

21. 대상자가 한꺼번에 많은 약물을 복용한 뒤 구토를 했을 때 대처 방법은? `P 658`

① 구토를 억제하는 약물을 제공한다.

② 남은 약을 가지고 대상자와 병원에 간다.

③ 옷을 느슨하게 하고 따뜻한 물을 먹인다.

④ 구토물을 즉시 치워 주위를 깨끗하게 한다.

⑤ 엎드려 고개를 옆으로 돌린 자세로 눕힌다.

22. 대상자가 한꺼번에 많은 약을 먹은 후 의식을 잃고 쓰러져 있을 때 대처 방법으로 옳은 것은? `P 658`

① 주변에 있는 먹고 남은 약과 용기를 치운다.

② 즉시 우유를 데워 먹인다.

③ 토사물은 의료진에게 보이기 위해 병원에 가져간다.

④ 입 안에 손가락을 넣어 삼킨 약을 구토하게 한다.

⑤ 하임리히법을 적용한다.

23. 프로그램에 참여하던 대상자가 쓰러져 경련을 할 때 응급처치 방법으로 옳은 것은?

P 658

① 즉시 인공호흡을 한다.

② 안정을 위해 조용한 방으로 옮긴다.

③ 대상자의 머리 아래에 딱딱한 것을 대어 준다.

④ 경련이 멈출 때까지 양쪽 어깨를 꽉 잡아 준다.

⑤ 입에 거품이 있는 경우 고개를 옆으로 돌려준다.

24. 대상자가 쓰러져 침을 흘리고 몸이 뻣뻣해지며 발작을 할 때 대처 방법은? P 658

① 입에 거즈를 넣어 혀가 말리지 않게 한다.

② 부딪히지 않도록 팔다리를 꽉 붙잡는다.

③ 미지근한 물을 마시게 한다.

④ 고개를 옆으로 돌려 주고 조용히 기다리며 관찰한다.

⑤ 양손으로 복부의 윗부분을 후상방으로 힘차게 밀어 올린다.

25. 대상자가 뜨거운 물을 팔에 쏟아 화상을 입었을 때 응급처치 방법으로 옳은 것은? P 659

① 물집이 생기면 터뜨려 준다.

② 화상 부위에 치약을 발라 준다.

③ 얼음 조각을 화상 부위에 대어 준다.

④ 화상 입은 쪽 팔에 착용한 장신구를 빨리 빼 준다.

⑤ 수돗물을 화상 부위에 세게 틀어 준다.

26. 산책하던 대상자가 넘어져 손목 골절이 의심될 때 대처 방법은? P 660

① 온찜질을 해 준다.　　　　　　　② 압박붕대로 꽉 조여 준다.

③ 반지와 시계를 제거해 준다.　　　④ 손을 심장 위치보다 낮게 내리게 한다.

⑤ 손목이 움직이는지 돌려 보게 한다.

27. 심정지 대상자에게 심폐소생술을 하는 일차적인 목적은? P 661

① 출혈 예방　　　　　　　　　　② 뇌 손상 최소화

③ 근골격 손상 회복　　　　　　　④ 신장 기능 향상

⑤ 면역 기능 강화

28. 대상자가 쓰러져 있는 것을 발견했을 때 가장 먼저 해야 하는 것은? `P 661`

① 반응확인   ② 가슴압박

③ 기도유지   ④ 도움요청

⑤ 인공호흡

29. 의식을 잃고 쓰러져 있는 대상자에게 시행하는 심폐소생술 단계로 옳은 것은? `P 661`

① 반응확인→가슴압박→기도유지→인공호흡→도움요청

② 반응확인→가슴압박→인공호흡→기도유지→도움요청

③ 반응확인→도움요청→가슴압박→기도유지→인공호흡

④ 반응확인→기도유지→인공호흡→도움요청→가슴압박

⑤ 반응확인→인공호흡→도움요청→가슴압박→기도유지

30. 의식을 잃고 쓰러져 있는 대상자에게 심폐소생술을 시행하는 방법으로 옳은 것은? `P 662`

① 분당 60회의 속도로 가슴을 압박한다.

② 얼굴을 옆으로 돌려 기도를 개방한다.

③ 양팔의 팔꿈치를 곧게 펴서 가슴을 압박한다.

④ 대상자의 가슴이 약 2cm 눌릴 수 있게 살짝 압박 한다.

⑤ 반응확인 → 가슴압박 → 도움요청 → 기도유지 순으로 실시한다.

31. 대상자에게 심폐소생술을 할 때 가슴을 압박하는 방법으로 옳은 것은? `P 662`

① 명치 아래 부위를 압박한다.

② 양쪽 팔을 45° 정도 굽혀 압박한다.

③ 분당 100~120회의 속도로 압박한다.

④ 등 밑에 낮은 베개를 고인 후 압박한다.

⑤ 최대 3cm 정도의 깊이로 가슴이 눌리게 압박한다.

32. 심폐소생술을 할 때 가슴을 압박하는 방법으로 옳은 것은? `P 662`

① 가슴이 2cm 정도 눌리도록 약하게 압박한다.

② 분당 80회 속도로 가슴을 압박한다.

③ 매 압박 시 압박 위치가 바뀌지 않게 한다.

④ 복장뼈의 하단 칼돌기를 직접 압박한다.

⑤ 압박과 이완의 시간비율은 70 : 30이 되게 한다.

33. 대상자에게 심폐소생술을 할 때 자동심장충격기를 사용하는 방법으로 옳은 것은? `P 665`

① 왼쪽 빗장뼈 밑과 오른쪽 중간겨드랑선에 패드를 붙인다.

② 패드를 붙인 후 전원을 켠다.

③ 심장리듬 분석 중에는 인공호흡을 한다.

④ 제세동을 위한 충전 중에는 가슴압박을 한다.

⑤ 충격이 전달된 즉시 대상자의 반응과 호흡을 재확인한다.

34. 자동심장충격기를 사용할 때 가슴압박을 반드시 중단해야 하는 경우는? `P 664`

① 자동심장충격기의 전원을 켤 때

② 자동심장충격기의 패드를 부착할 때

③ 자동심장충격기에서 심장리듬을 분석할 때

④ 자동심장충격기가 에너지를 충전하는 동안

⑤ 자동심장충격기의 쇼크 버튼을 누른 후 2분 동안

35. 자동심장충격기를 사용할 때 전극패드를 붙이는 위치로 옳은 것은? `P 664`

① 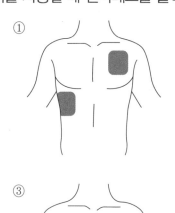 ②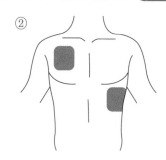

③ 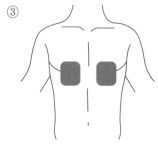 ④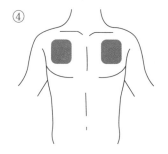

⑤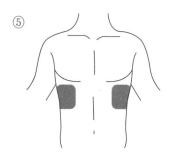

36. 자동심장충격기 사용 시 심장충격(제세동) 후 즉시 해야하는 것은? P 665

① 인공호흡을 한다.　　　　　　② 가슴압박을 한다.

③ 턱을 위로 당겨 기도를 열어준다.　　④ 환자를 흔들어 반응을 확인한다.

⑤ 심장리듬 분석을 다시 한다.

정 답

1. ①	2. ④	3. ⑤	4. ①	5. ③	6. ③	7. ①	8. ④	9. ③
10. ③	11. ③	12. ⑤	13. ②	14. ④	15. ④	16. ⑤	17. ⑤	18. ②
19. ⑤	20. ②	21. ②	22. ③	23. ⑤	24. ④	25. ④	26. ③	27. ②
28. ①	29. ③	30. ③	31. ③	32. ③	33. ④	34. ③	35. ②	36. ②